与最聪明的人共同进化

认知盈余 CHEERS

HERE COMES EVERYBODY

Brain Rules

12 Principles for Surviving and Thriving at Work, Home, and School

让大脑自由

释放天赋的 **12** 条定律

[美] 约翰·梅迪纳（John Medina）◎著
杨光　冯立岩◎译

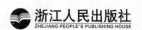
浙江人民出版社
ZHEJIANG PEOPLE'S PUBLISHING HOUSE

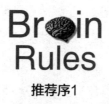

Brain
Rules

推荐序1

12 条定律，让大脑更聪明

百度公司总裁 张亚勤

今年夏天，我在西雅图休假的时候，读了约翰·梅迪纳的著作 *Brain Rules*——最初我是被"大脑定律"这个别致的书名吸引，所以打算翻翻，只读了几页便有不忍释卷的感觉。后来，我也把这份读到好书的快乐在新浪微博中与大家分享。而现在，本书的中译本《让大脑自由》由湛庐文化推出，对国内的读者无疑是一大喜讯和福音。

尽管今天人类已经可以通过哈勃望远镜探索遥远的外太空，但对于我们的大脑是如何工作、如何让大脑更好地为自己工作，很多人却不甚了解——为什么在智商相若的情况下，有的人出类拔萃，有的人却寂寂无名？男人和女人的大脑思考机制有何不同？我们是怎样汲取知识、掌握技能的？睡眠和压力对人脑有着怎样的影响？我们怎样获得感知——难道真的是视觉至上？如果大脑是个宝藏，那么开启它的钥匙或口令是什么？是大脑的差异决定了每个人的独特性吗？

以往市面上那些剖析大脑运作机制的书籍大多是学术著述，过于专业和艰涩难懂的特点就像一道高高的门槛，让普通读者望而却步。而《让大脑自由》在这一点上有了全新的突破，正如《今日美国》对本书的评价："（作者）用令人愉快的文字解析了一个艰深的主题。"可以这么说，在剖析大脑奥秘的书里，《让大脑自由》是我读过的最好的一本书。

首先，本书的观点和论据都是基于约翰·梅迪纳教授多年来的专业研究成果。作为西雅图太平洋大学脑应用研究中心主任，约翰·梅迪纳博士既博学又严谨。在个人长期研究的基础上，他深入浅出地阐释了大脑的工作机理，并为读者提供了如何更高效地利用大脑，进而释放大脑潜力的具体方法。书中所有的案例和数据均来自于科学的实证，而不是主观的猜测和想象，逻辑清晰缜密。比如，在说到释放天赋的第一条定律"越运动，大脑越聪明"时，作者举了美国健身运动之父杰克·拉兰纳（Jack La Lanne）的例子，"如果你有机会听他在电视台做过的专访节目，那么你对他的最深印象可能不是他发达的肌肉，而是他敏锐的思想。拉兰纳头脑灵活，几乎超出了常理。他的幽默感像闪电般快速，他还可以即兴创作笑话……他精力充沛，有点固执，重要的是他还拥有着二十几岁运动员的智力、活力。"作者将养老院的 80 岁老人与 90 岁完成古根海姆博物馆设计的弗兰克·劳埃德·赖特进行比较观察：那个大多数时候都是在"凝视天空打发时光"的老人，眼神空虚寂寞；而赖特灵敏的反应令作者"目瞪口呆"，他"思路清晰，有着不可动摇的见解，并努力打破思维定式"。作者相信，如果你拥有积极的生活方式，那你也可以像弗兰克那样优雅地变老。运动与头脑机敏之间是否存在关系？他的回答是肯定的：我们的大脑爱运动。

其次，本书洗练幽默的语言、丰富生动的案例让阅读变成了一段充满惊喜的旅程。比如，在谈到行为怎样改变大脑思维时，作者极具创意地通过对品酒师的有趣测试来说明视觉主导人的感知。这颠覆了人们过往的认知与想象，很有意思，也很有说服力。这样的例子还有很多，比如"10 分钟注意力"

理论。我相信，无论读者从事哪个行业，应该都可以从这本书中获得灵感和启示。

正是因为作者在严谨的实证态度与鲜活生动的文字之间达到了他人难以企及的平衡，这本书才会成为风靡美国的脑科学读本。相信《让大脑自由》也会在中国掀起阅读的热潮。

希望我们都能活用书中所归纳的这 12 条"军规"，保持大脑的鲜活热烈，实践作者写作本书的意义——释放天赋，重新开始，开放人生智慧。

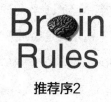

推荐序2

走过迷雾地带

"科学松鼠会"创始人 姬十三

几年前,我是一个神经生物学专业的博士生,每天和老鼠脑袋打交道。

准确地说,就是要把老鼠迅速处死,并在最短时间内切下脑袋,用锋利的手术剪剪开脑壳,小心翼翼剥出新鲜的脑,放置在冰水里。为了保持脑细胞的活性,所有的动作要快,要稳。这几个步骤,我练了5年,大约可以用30秒搞定。

30秒,对神经细胞来说,已经很漫长。神经元之间通过一种叫突触的结构密切联系,然而,绝大多数时候它们并非"手手相牵",而是通过释放一种化学物质来维持彼此之间的信息传递,亲密却保持着微妙的分寸。在0.1毫秒级的时间里,两个神经元之间就完成了一次耳语。

剥出脑只是实验的第一步。接下来要用精密的仪器将脑切成400毫米厚的薄片,在显微镜下就可以看到神经细胞清晰的结构,用微米级别的电极尖端去接触,探知它们的电流特性。

　　我第一次在显示屏上看到神经细胞的形状，是在 2001 年。原来竟是这些圆锥状的小蝌蚪在支撑我们的喜怒哀乐，这桩事不是那么容易理解的。那个时候我充满着对神经科学的向往初入殿堂，总想着触碰那些大得令全人类困惑的话题，我们是谁？什么是意识？我是如何成为我的？

　　实际的工作是另一个极端。我研究的是脑的最小结构单元，神经元之间的突触传递，用不同的药物和电流刺激模式做不断的尝试，以期得到一些数据，揣测各种结构之间的细微变化。

　　这也是世界上大多数的神经生物学家也就是脑科学家所做的事。时至如今，人类对神经细胞的特性了解已经到了相当深入的层级，科学家们清楚地知道，两个神经元之间如何通讯，如何用一些药物可以影响这种通讯，并可能改变个体的思维状态。这些工作极大促进了制药业的发展，在未来，会有基于这些研究的药物不断出现在市面上。

　　然而，人们还是无法准确回答那些很久以前就令人困惑的问题：记忆到底是怎么发生的？梦是什么？爱是什么……关于这些，科学家们找了很多线索，他们试着借助不完整的拼图块描述整个故事格局。然而，在真相揭晓之前，谁也说不准这是不是盲人摸象。

　　几个月前我参加一个针对教师的研修班，应邀讲了一些脑科学的知识，期望这种沟通对教育者有所裨益。记忆的类型、学习的概念……有些信息对教学有直接的帮助。比如研究发现，记忆的读出具有情景效应，在一个环境里记下一段东西，换到另一个迥异的场景就相对不那么容易复述出来。这么一说你就会明白，为什么考试前熟悉考场那么重要。《让大脑自由》这本书里也讲到类似的例子，作者曾给一些父母指导双语教学，建议他们在家里设一个"西班牙语屋"，并为这个房间订立一个规则：那就是在这个房间只能说西班牙语。房间里可以装饰一些西班牙饰品，墙上贴满西班牙单词的大幅图片。所有的西班牙语都要在这个房间教授，英语则不在这个房间教授。果然，父母们反馈说这个方法很管用。再比如作者在第四个定律处提到，当上课到 9

分 59 秒后，观众的注意力就开始准备下降，如果不迅速做些事情，学生们的注意力就会游走，嗯，你应该知道为什么"八分钟约会"、微博客和胖奇趴那么流行了吧。

这本书里提到的很多知识都可直接帮助到教师，那天的研修班也是如此，这让人看到一门学科扎根于生活。然后，当他们想知道更多深入的东西时，我发现自己卡壳了，怎么说清细胞的长时程增强和艾宾浩斯规律之间的关系呢？这之间隐隐有条灰线，你可以很轻易下断语说："就是这样嘛！"但，说这话的时候心里未免会嘀咕吧。

现状似乎就是这样，人们熟悉神经元层面的事，也似乎能描述清楚大脑在整体上是怎么表现的，但在两者之间，有大片的迷雾有待拨开。

约翰·梅迪纳试图做一个扫雾者，带着早起的读者，走过迷雾地带，还原整个街区的真实图景。对作者来说，这是极大的挑战，而对于读者来说，这是幸事，全景式的写作让外行读者轻松把握到这门学科最激动人心的核心所在，浏览到那些最能有效指导生活的知识。与市面上许多此类书不同，它是一本由真正的神经科学家撰写的书，严谨靠谱，同时还保证了阅读快感，我迫不及待地等着本书中文版的面市。

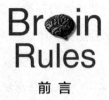

Br🧠in Rules

前 言

人人都有一个不可思议的大脑

心算 8 388 628 乘 2 得多少，预备！开始！你能在非常短的几秒钟时间里计算出结果吗？有个年轻人能在短短几秒钟的时间里对这组数字进行 24 次 2 倍相乘运算，而且每次都能算得对；一个男孩能够在任何时候告诉你当时的准确时间，甚至是在他睡着的时候；一个小姑娘能准确判断 20 英尺开外物体的精确尺寸；还有一个小孩 6 岁的时候就能画出栩栩如生、充满视觉冲击力的图画，她还举办过个人作品展览。不过这几个孩子中没有一个能学会自己系鞋带，事实上，他们的智商都低于 50。

大脑可真是一个令人惊讶的东西。

你的大脑也许没有那么古怪，不过它也是非常特别的。作为地球上最复杂的信息传感系统，你的大脑完全能识别这张漂白了的木头（纸）上面黑色并歪歪扭扭的玩意（字），然后推导出其确切含义。为完成这项奇迹，你的大脑要发射出一股股电流，噼啪穿行于由脑细胞构成的数百千米长的回路里。脑细胞非常小，这句话末尾的句号里可以容下数以千计的脑细胞。眨眼之间大脑就完成了所有这些过程。同样不可思议的是，尽管大脑是我们身体的重要器官，但我们中的很多人竟一点也不了解大脑是如何运转的。

于是，就有了这样一些奇怪的现象。尽管当大脑在集中注意力的时候是不能同时进行多任务操作的，但是我们却都尝试过边开车边打手机；虽然处于紧张状态下的大脑工作效率会明显下降，但我们却还是创造出了高压的办公室工作环境；学校设计成现在这样的结果就是让真正的学习不得不发生在家里。如果这些现象害处不大，也许会很有趣。出现这些现象，要归咎于这样一个事实，即脑科学家很少与教师、企业家、主修教育的学生、会计师、主管以及 CEO 们交流，除非你手边就有《神经科学杂志》(Journal of Neuroscience)，否则你就是外行。

这本书旨在让您成为脑科学方面的内行。

|12条大脑定律|

我的目标就是向你介绍我们所知道的关于大脑如何运转的 12 件事情，我称其为大脑定律。对每一条定律，我先介绍一些科学知识，然后提出一些想法，来研究如何将定律运用到我们的日常生活中去，特别是如何在职场和学校中运用。

首先，人类还不习惯每天在桌旁一坐就是 8 小时。从进化学的角度来看，我们的大脑是在运动中不断进化的，我们的祖先每天要步行至少 12 英里。直到现在，人类的大脑仍然渴求运动方面的体验，尤其是在久坐的人群中间。这就是为什么运动可以提高人类脑力的原因（大脑定律 1）。在长期记忆、推理、注意力和解决问题能力方面，经常运动的人比习惯久坐的"沙发土豆"们要表现得出色得多。我深信，将适当的体育锻炼整合到 8 小时工作和学习中，必将会成为一种潮流。

我们不会注意无聊的事物。读者肯定注意过这样一个现象：在一个典型的幻灯片演示中，人们对无聊的情节常常无法集中精神（大脑定律 4）。演示者必须用几秒钟的时间抓住观众的注意力，并将这种注意力维持 10 分钟左右。在第 9 分 59 秒的时候，必须做些既能调动观众情绪又与主题息息相关的事情，以重新吸引人们的注意力并重新开始这一循环。此外，大脑也需要休息。这就是为什么在这本书中我用故事来说明我的观点。

是不是在下午 3 点左右会感到疲倦？那是因为你的大脑真的想打个盹儿。如果能小睡一会儿，你的效率可能会更高。一项研究表明，小睡 26 分钟让美国宇航局飞行员的工作效率提高了 34%。另外晚上是否获得足够的休息，将会影响你第二天的头脑敏捷度。睡眠好，思维好（大脑定律 7）。

在书中我们将认识一位奇人，他可以同时阅读两页书，一只眼睛看一页，并且能永远记住每页书中的内容。而我们中的大多数人往往忘性大于记性，所以，我们必须不断重复以便记忆（大脑定律 6）。当你了解了大脑的记忆规则，你就会明白我为什么要主张消除家庭作业这个概念了。

本书将解释为什么两岁孩子表面上看起来反叛的举动，实际上却是他强烈探索渴望的表现。婴儿对这个世界不具备很多知识，但他们却知道如何获取它们。由此可见，人类是天生、强有力的探险家（大脑定律 12），即使在我们自己打造的人造环境下，这种探索的天性也从未离开过我们。

｜没有处方｜

书中每章结束之处所提出的一些想法不是解决问题的处方，而是希望人们重视现实世界研究的号召。正是我过去的工作激发了写作本书的初衷。我的专长是研究精神疾病的分子基础，而我真正的兴趣在于基因与行为之间关系的研究。所以，在我职业生涯的大部分时间都在为那些迫切需要分子生物学专家参与的研究项目做私人顾问，于是便捷足先登地观察了很多涉及染色体和心理功能的研究工作。

在工作中，我偶尔会遇到一些文章、书籍，它们竟然宣称要基于脑科学的"最新进展"改变我们教书和做生意的方式。我当时觉得诚惶诚恐，担心作者是不是阅读到了我完全没有掌握的一些文献。我曾涉猎脑科学的几个研究领域，但我对能够指导教育和商业的最佳实践却一无所知。事实上，如果我们能够完全理解人类的大脑是如何知道怎样拿起一杯水这样的问题，那就已经是一个很了不起的成就了。

其实也没有必要恐慌。那些声称脑研究可以指导我们如何成为好教师、好家长、出色的商界领袖或优秀学生的主张实在是不足为信。本书之所以呼吁研究大脑，只是因为我们所知道的不足以成为规范。我想通过本书尝试抵制社会上流传的种种神话，如"莫扎特效应"①、左脑/右脑人格②，为了让孩子进入哈佛大学，在他们还在子宫里的时候给他们听语言录音带，等等。

| 返回丛林 |

现在，我们对大脑有了一些了解，这要归功于多个专业领域科学家们的共同努力。他们是研究大脑组织的生物学家、研究行为的实验心理学家、研究脑组织如何与行为关联的认知神经科学家以及进化生物学家。虽然我们对大脑是如何运作的还知之甚少，但人类的进化史告诉我们这样一个事实：在一个不稳定的室外环境下生存，人类会遇到各种各样的问题，我们大脑的主要功能就是解决这些问题。我称这为大脑的性能图。

书中探讨的每个主题——运动、生存、回路、注意、记忆、睡眠、压力、感觉、视觉、性别以及探索，都涉及这个性能图。我们的祖先为了生存四处

---

① 是指"莫扎特的音乐可以作为胎教音乐，可以提高孩子智商"，这是20世纪90年代初美国科学家的研究结论，商家即群起炒作，但其实这样笼统的论断是会误导人的。因为莫扎特的创作主题丰富、风格多样，他的音乐也有很多表现激越强烈的感情，或忧伤或狂热或悲壮，这样风格的音乐就算是天才之作也不适宜选作胎教音乐。——译者注

② 一些心理学家发现，人的左右脑是有严格分工的，左脑属于逻辑的、理性的、功利的、分析的、算计的大脑。人的右脑是属于灵感的、直觉的、音乐的、艺术的，可以令人产生美感和喜悦。——译者注

走动,我将其理解为运动。环境的不稳定性导致我们大脑的构成方式极其灵活,让我们能够通过探索来解决问题。从犯过的错误中学习,吸取教训,以便我们能够在野外环境中生存,这意味着要留意某些事情,并以一种特殊的方式创造记忆。虽然几十年来,我们一直将这些能力"随手"塞在了教室和办公室小隔间里,但我们的大脑实际上是为了人类能够在丛林和草原生存下来而发展的,我们还没有超出这一点。

我是个好人,就是脾气有些暴躁。因此,出现在此书中的研究文章,首先要交给波音公司(我曾为这家公司做过一些咨询)的一个机构审核,这个机构被戏称为 MGF:梅迪纳坏脾气代理。书中的各项研究都经过同行评审后发表在学术刊物上,并多次被引用。(还有大量的参考资料没有收入此书,为方便阅读,读者可以通过查询 www.brainrules.net 了解它们。)

从总体上看,书中所进行的研究主要想说明的问题是:类似教室这样的教育环境、类似办公室小隔间这样的职场环境,都是有违天性的,不适合人类大脑充分发挥功能。如果你想做些变动,可能要把它们通通拆掉,然后重新开始。

从很多方面讲,重新开始是本书的全部意义所在。

想知道作者对中国孩子智力培养方面的建议吗？
扫码查看中国教育风云人物孙云晓与作者的精彩对谈！

什么是彩蛋
彩蛋是湛庐图书策划人为你准备的更多惊喜，一般包括
①测试题及答案 ②参考文献及注释 ③ 延伸阅读、相关视
频等，记得"扫一扫"领取。

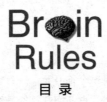

Brain Rules

目 录

定律 **1**
越运动，大脑越聪明 /001

- 信不信，"驴友"比"沙发土豆"更聪明！
- 老板，请把办公室的咖啡机换成跑步机！
- 每周两次有氧运动，跟老年痴呆说 Bye Bye!

定律 **2**
大脑一直在进化 /021

- 人类战胜了猛犸象，因为我们的祖先选择了给大脑增加神经元，而不是为骨骼增加肌肉。
- 人类战胜了大猩猩，因为我们看到五边形，能想到五角大楼或克莱斯勒的面包车。
- 人类战胜了大自然，因为我们不但有"蜥蜴脑""家猫脑"，还有像果冻一样滑溜溜的大脑皮层。

定律 **3**
每个大脑都不同 /039

- 在我们的大脑里潜伏着一个神经元，只有詹妮弗·安妮斯顿才能刺激它——当然，也许你需要的是哈莉·贝瑞或比尔·克林顿。
- 每个人大脑的神经网络可能有同样的国道、省道，但那些小巷子和土路绝对不同。
- 人脑不存在"大规模定制"——如果你的学生或员工是"迈克尔·乔丹"，千万别勉强他去打棒球。

定律 **4**
大脑不关注无聊之事 /059

- 不管你是谁，这三个问题都是大脑的注意力之源："我能吃它吗？它会不会吃我？""我可以与他交配吗？他会不会与我交配？""我以前见过它吗？"
- 多任务处理只是个神话。如果你强行将大脑带入多任务环境，就是在把右脚塞到左脚的鞋子里。
- 警告！听众会在你开始讲话后的 10 分钟后走神，你得及时用"讲故事"或"抖包袱"来救场！

定律 **5**
短期记忆取决于最初几秒间 /081

- 大脑记忆骑自行车的方式与记忆身份证号码的方式，是一回事吗？
- 大脑就像一个开着盖子运转的搅拌器。信息在进入大脑的瞬间就会被切成不连续的碎片，并在我们的脑子里四处飞溅。
- 精细和具体的例子就像门把手，帮助大脑打开通往信息的记忆之门。

定律 **12**
我们是天生的探险家

- 婴儿的头脑中预装了大量的信息处理软件，它们用奇怪的策略获取信息。
- 就像令人上瘾的药物，"探索"让人们产生进行更多探索的需求，以感受更多的快乐。
- 想要拆除或重建有违人类天性的环境，好奇心乃整个工程中最重要的员工。

Brain Rules

exercise
运动

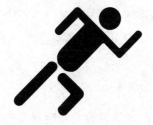

#定律 **1**#
越运动，大脑越聪明

如果不是"咔咔"作响的相机、"叽叽喳喳"的媒体现场报道场面，可能没有人会相信下面的故事是真实的。

一个带着手铐、脚镣的男人被扔进了加利福尼亚州的长滩港，他被绑在一条漂浮着的绳子上，绳子的另一端被系在连在一起的、在港口里上下浮动的 70 条船上，每条船上都载有一个人。然后，与强风和海流搏击着，这个男人拖着 70 条船（以及船上的乘客），游了 1.5 英里后到了皇后大道湾。这个男人名叫杰克·拉兰纳，此时正通过这种方式，为自己庆祝生日。

他才刚刚 70 岁。

杰克·拉兰纳生于 1914 年，被称为美国健身运动教父。他主演了一档播出时间最长、专为商业电视台制作的健身节目。他还是一名高产的发明家，设计出了世界上第一台前踢腿训练器、第一个钢索滑轮和第一台配重器，这些都已成为现代健身房的标准器械。他还发明了一项运动，最后该运动以他的名字命名——杰克开合跳。拉兰纳现在 90 多岁了，不过这些壮举很可能不是这位著名健美运动员传奇人生中最让人感兴趣的方面。

如果你有机会听他在电视台做过的专访节目，那么你对他的最深印象可能不是他发达的肌肉，而是他敏锐的思想。拉兰纳头脑灵活，几乎超出了常理。

他的幽默感像闪电般快速，他还可以即兴创作笑话。他曾大声对着电视节目主持人说："我告诉别人我死不起。那会破坏我的形象！"他常常对着镜头埋怨："为什么我会如此强壮？你知道黄油、干酪、冰激凌里面含有多少热量吗？你会在早上叫你的狗起来喝咖啡、吃油炸圈饼吗？"他声称，自 1929 年以来他就一直没有再吃过甜点。他精力充沛，有点固执，重要的是他还拥有着二十几岁运动员的智力、活力。

所以，这很难不让人发问："运动与头脑机敏之间是否存在关系？"答案是肯定的。

适者生存

虽然人类进化史的大部分内容还笼罩在争论之中，不过有一个事实却是世界上所有的古人类学家都接受的，这个事实可以归纳为：

我们一直在运动。

是的，我们运动了很久，走了很长一段路。当丰饶的热带雨林开始萎缩，瓦解了当地的粮食供应时，我们的祖先被迫在日渐干涸的环境里四处迁徙，寻找更多可供我们攀爬、去采摘野果糊口的树木。随着气候越来越干旱，这些湿润的植物"自动售货机"完全消失了。祖先们没有在需要大量技巧的复杂的三维树木环境中爬上爬下，而是开始在干旱的二维大草原上走来走去，这需要很多体力。

著名的人类学家理查德·兰厄姆（Richard Wrangham）解释说："那时候成年男子每天大约走 10 ~ 20 千米，妇女则走大约一半的距离。"科学家估计，当时人类每天活动覆盖的地面距离为 12 英里，这意味着我们神奇的大脑是在人类不断解决问题的过程中，而不是在懒洋洋地躺着的过程中进化的。

所有物种中第一个真正的马拉松选手是被称为"直立人"的凶残食肉动物。大约在 200 万年前，直立人家族一进化，他们就开始移向外地。我们的直接祖先——智人，也迅速做了同样的事，10万年前他们开始走出非洲，1.2万年前到达阿根廷。一些研究人员认为，那时人类以前所未有的每年25英里左右的速度扩大着领地范围。

考虑到我们祖先当时居住的环境，这可是一个了不起的壮举：他们在完全没有地图以及工具的帮助下，穿越了河流、沙漠、丛林、山脉；在没有轮子、冶金技术的条件下造出了远洋航行的船只，然后利用最原始的导航技能，一路颠簸穿越了太平洋。我们的祖先不断地遇到新的食物，新的天敌，新的危险。一路上，他们不断遇到各种伤害，经历各种奇怪的疾病，他们生儿育女，并抚养子女长大，所有这些都是在没有教科书、没有现代医学的情况下进行的。

鉴于在整个动物界中人类相对柔弱的特点（我们甚至没有足够的体毛来抵御夜晚轻度的寒冷），这些数据告诉我们，人类是以极高的身体形态成长起来的，否则我们根本就存活不下来。这些数据还告诉我们，人类的大脑，在永恒的运动中成为世界上最强大的大脑。

如果我们独特的认知技能是在体育活动的熔炉中打造出来的话，那么是不是体育活动现在仍然影响着我们的认知技能呢？身体状况好的人和身体状况差的人的认知能力是不是有所不同？如果身体状况差的人塑造好身体状态后又会怎么样呢？这些问题都可以经过科学实验找到答案。这些问题的答案与为什么杰克·拉兰纳在90多岁的时候还能讲关于吃甜点的笑话直接相关。

你会像吉姆还是会像弗兰克那样变老

通过观察老龄人口，我们发现了运动对大脑的有益作用。匿名男子吉姆，著名人物弗兰克，我在电视节目中认识了他们俩，他们二人使我认清了这一点。我看过一部介绍美国养老院的纪录片，电视屏幕上出现了一群坐在轮椅上的老人们，他们中的很多人都已经80多岁了。他们在灯光昏暗的大厅里排列成行，只是坐在那里，似乎在等待死亡。吉姆就是他们中的一员，他的眼神看起来空虚、寂寞、冷漠。他有时会大喊大叫，但大多时候都是在凝视天空打发时光。我调换了频道，长相非常年轻的迈克·华莱士引起了我的注意，他正忙着采访时年 80 多岁的建筑师弗兰克·劳埃德·赖特。接下来，我听到了一个极有意思的采访。

"当我步入纽约的圣帕提克大教堂时，一种敬畏之情油然而生。"轻弹着手中的香烟，华莱士说道。

老人看着华莱士："这是不是一种自卑情结？"

"就因为建筑物是高大的而我们是渺小的，你是这个意思吗？"

"是的。"

"我不那么想。"

"希望不是。"

"当走进圣帕提克大教堂的时候，你什么也感觉不到吗？"

"我感到非常遗憾，"赖特马上回答道，"因为它不能真正代表独立精神和个人主权，我认为独立精神和个人主权应该由表现文化的建筑物来代表。"

赖特灵敏的反应让我目瞪口呆。在他讲的几句话中，人们可以感受到他思路清晰，有着不可动摇的见解，并努力打破思维定式。此次采访的其余部分就像赖特的人生一样引人注目：他于 1957 年完成了自己最后一个作品——古根海姆博物馆的设计，当时他已经 90 岁高龄。

不过还有其他的问题让我困惑。在我仔细思考赖特答案的时候，我想起了养老院的吉姆，他和赖特是同龄人。事实上，养老院大多数老人的年纪都和他们差不多。突然间我看到了两种类型的衰老过程。吉姆和弗兰克差不多生活在同一时代，然而其中一个人的思想几乎完全萎缩，而另一个的思想保持得仍像白炽灯泡那样闪闪发光。吉姆和著名建筑师赖特之间的老化过程有什么不同吗？这个问题困扰了研究团体很长一段时间。长期以来，调查人员发现，有些人在老去的时候仍能精力充沛、活力十足，直到八九十岁还能过着一种高效率、多姿多彩的生活；而另一些人看起来似乎在衰老过程中被打击、损毁，他们往往活不过 70 多岁。科学家试图对这些差异进行的解释，为我们带来了许多重大发现，我将它们归纳为如下六个方面。

（1）是否存在能够预示人类如何变老的因素？

这个问题让研究者很难回答。他们发现了许多变数，有遗传的也有环境的，这些变数有助于某些人优雅地变老。这就是为什么当一组研究人员发现了一个强有力的环境影响因素时，科学界对此既有赞同的掌声也有不认同的质疑。不过一项研究结果可能会让杰克·拉兰纳很高兴，能让一个人优雅变老的一个最大预测因子是——是否推崇久坐不动的生活方式。简单说来，如果你是一个"沙发土豆"，喜欢花大把大把的时间坐着或躺着看电视，那么你更有可能像吉姆那样老去；如果你有一种积极的生活方式，那你更有可能像弗兰克·劳埃德·赖特那样变老，而且极有可能就这样优雅地活到 90 多岁。

这其中存在差别的关键原因似乎是运动改善了心血管健康，而这反过来就减少了某些疾病发生的风险，如心脏病、中风。不过研究者还想知道为什么"成功"老去的那些人看起来心思也更灵敏呢？这就带来了第二个问题：

（2）他们真的心思灵敏吗？

学者在研究过程中差不多应用了所有的智力测验手段。不管如何衡量，答案始终是肯定的：与那些习惯不动的人相比，运动的生活方式会导致某些人在认知操作方面有惊人的提高。在衡量长期记忆、推理能力、注意力、解决问题能力以及所谓的流动智力（fluid intelligence）①任务的一些测试中，运动爱好者比"沙发土豆"们的成绩好得多。这些任务测试了快速推理能力、抽象思维能力、利用以前学习的知识解决新问题随机应变的能力。从本质上讲，

---

① 又称液态智力，是对新奇事物的快速辨识，对不熟悉的事物能以准确信息做判断的能力。——译者注

运动改善了课堂上、职场中所珍视的一系列能力。

当然，并不是认知"军械库"的每一样武器通过运动都能有所改善。例如，短期记忆能力、某些类型的反应时间似乎与体育活动无关。另外，运动后虽然几乎每个人都表现出某方面的改善，但个体之间的受益程度又有很大差异。最重要的是，尽管这些数据很有说服力，但它们只能说明运动与认知能力之间存在某种关联，而不能说明两者之间存在着因果关系。要说明两者之间的直接联系，还必须进行一系列更深入的实验。研究人员会问：

（3）能将吉姆变成弗兰克吗？

这个实验让人们联想到化妆表演。研究人员找来一组"沙发土豆"，测量了他们的脑力，然后让他们进行了一段时间的体育锻炼，最后重新测量他们的脑力。研究人员不断发现，当"沙发土豆"们开始进行有氧运动项目训练后，他们的各种心理能力开始随之复原。经过短短 4 个月的运动，积极的结果开始出现。这与对学龄组儿童进行测试的结果相同。在最近的一项研究中，一组儿童接受了每周 2 ～ 3 次，每次 30 分钟的慢跑训练。12 周后，与慢跑前相比，他们的认知能力有了显著改善。当锻炼活动停止后，他们的成绩直线下降，回落到实验前水平。科学家发现了运动与心理能力的一个直接联系：在一定范围内，运动可以将吉姆变成弗兰克，或至少把吉姆变成一个更机灵的吉姆。

随着运动对认知的影响越来越明显，科学家们开始调整他们的问题。其中最大的一个问题，当然也是"沙发土豆"们最关心的问题，是：必须进行什么类型的运动？为了取得效果应该运动到什么程度？对此我既有好消息也有坏消息。

（4）坏消息是什么？

令人吃惊的是，经过对老年人进行的连续多年的调查，科学家们发现多少运动量问题的答案是"无需很多"。如果你所做的就是每周步行几次，你的大脑也将因此而受益，甚至坐立不安的"沙发土豆"们也比那些没有坐立不安习惯的土豆们受益增多。身体似乎大声疾呼要重新回到其极度活跃的塞伦盖蒂（Serengeti）[①]之源。任何朝这个方向的努力，无论多么渺小，都能得到认知的欢呼。实验室中的黄金标准似乎是每周 2 ~ 3 次，每次 30 分钟的有氧运动。增加一些力量训练，你将获得更多的认知益处。

当然，个体的结果会有所差别，在没有咨询医生以前，任何人都不应着手进行剧烈的训练。过度的运动和精疲力竭会损伤认知。研究数据只是表明了一个事实，那就是人应该从事体育锻炼。人类上百万年在偏僻的莽林中的跋涉经验告诉我们，运动对大脑有好处。那么，运动能够好到让人大吃一惊的地步吗？就由下个问题来回答。

（5）运动能治疗脑失调症吗？

鉴于运动对典型认知操作能力的强劲影响，研究人员想知道可否将其应用于非典型表现的治疗。能否利用运动治疗一些疾病，如老年性痴呆以及已经为学者所彻底研究的阿尔茨海默病[②]？运动对某些情感障碍，如抑郁症，是否有效？研究人员在研究运动对此类疾病的预防及干预效果。随着在世界各地重复进行、招募成千上万人参加的实验的开展，经过几十年的研究，结果是明确的。如果你在闲暇时间进行适当的体育锻炼，那么你患痴呆症的风险会降低一半。有氧运动似乎是关键。对阿尔茨海默病来说，其效果甚至更显著：有氧运动可以将你患此种疾病的概率减少 60%，甚至更多。

应该做多少运动呢？还是那句话，一点点也有很大作用。研究表明，你只要从事某种形式的体育锻炼，每周进行两次，就会获得好处。运动增加到每天步行 20 分钟，可以将你患中风的风险降低 57%。中风是老年人群中精神伤残的头号杀手之一。

---

① 位于非洲坦桑尼亚北部。作者在此用它表示人类祖先的最初发源地。——译者注

② 俗称"老年性痴呆"，多发生于中年或老年的早期，症状是短期记忆丧失，认知能力退化，逐渐变得呆傻，以至生活不能自理。因德国医生阿尔茨海默最早描述，故名。——编者注

最早提出这个问题的人，小时候并没有把成为一名科学家作为自己的理想，而是想成为一名田径教练，他就是史蒂文·布莱尔博士（Steven Blair），他长得很像杰森·亚历山大（Jason Alexander），那名在电视情景喜剧《宋飞传》（Seinfeld）中扮演乔治·康斯坦茨的演员。布莱尔高中时的体育教练在一次体育比赛中，发现一名裁判漏判了自己球队的一次犯规，他立刻宣布中止橄榄球比赛，并承认自己球队失败。尽管联赛办公室阻止他这么做，但教练还坚持认为自己的球队应该被判失败，年轻的史蒂文从未忘记这件事。

布莱尔写到，这一为真理献身的精神激发了他对日后所从事的流行病学工作中严谨、认真的统计分析的永恒崇拜。他有关健康和死亡率的开创性论文成了如何在这个领域正直工作的一个里程碑似的榜样。他调查结果中折射的严谨思维启发了其他调查者，他们在想，倘若不仅仅将运动作为一种预防手段，而且还将其作为干预手段用来应对某些精神障碍，如抑郁症、焦虑症的治疗会怎样呢？

结果表明，这是一个好问题。现在，越来越多的研究表明，体育活动可以有力地影响这两种疾病的进程。我们认为，这是因为运动能够调节三类神经递质的释放，这三类神经递质与维持心理健康关系密切，它们分别是血清素、多巴胺和去甲肾上腺素。虽然运动不能代替心理治疗，但是运动对情绪来说作用非常明显，许多精神科医生已经开始在正常治疗中增加体育活动的方案。在一项针对抑郁症个体的实验中，严格的体育锻炼实际上已经代替了抗抑郁药物。即使与药物控制组相比，治疗结果也是惊人地成功。对于抑郁症和焦虑症，运动的效果立竿见影，长期有效，对男人和女人都一样，长期坚持运动后的效果将变得更明显。对那些严重病例以及老年人，运动特别有帮助。

可以看出，我们讨论的大部分数据与老年人相关。这就引出了下一个问题。

（6）运动对认知能力的改善只在老年人身上显现吗？

如果你沿着年龄结构图逐渐向下看，你会发现，运动对认知力的影响变得越来越不明显。这其中最大的原因就是，对低年龄段人群方面的研究还很少。直到最近，一些心急的科学家开始将目光投向年轻人群。其中最著名的一次研究，招募了超过 10 000 名，年龄在 35 ~ 55 岁的英国公务员参加，研究人员先检查被试的运动习惯并据此将他们分为低、中、高三个级别。那些处于体育活动低级别的个体往往认知能力较差。他们的流动智力，即要求即时解决问题的能力，尤其受到久坐生活方式的影响而遭到损害。其他国家对此方面进行的研究也证实了这一发现。

如果说针对青壮年人群的研究还很少，那么关于运动与儿童之间关系的研究则少之又少。虽然还有很多工作要做，不过现有的数据指向了一个熟悉的方向，尽管也许是出于其他不同的原因。

说到针对儿童进行的实验，我想向你介绍安托万内特·杨西博士（Antronette Yancey）。她亭亭玉立，身高约 6 英尺 2 英寸，容貌秀丽，曾经是一名职业模特，现在是一名医师科学家，她喜欢孩子，脸上总是洋溢着充满亲和力的笑容。她还是一名迷人的篮球运动员，一名诗人，还是为数不多从事行为艺术表演的专业科学家之一。拥有这么多的才能，她天生就适合从事体育运动在开发思维方面作用的研究。她也发现了其他人发现的结果：**运动能改变儿童**。体质好的儿童在识别视觉刺激方面比喜欢久坐的儿童要快得多，也表现出注意力更加集中。脑激活研究表明，体质好的儿童和青少年能够为一项任务配置更多的认知资源，并且可以保持很长一段时间。

"活跃的儿童注意力更加集中，"杨西博士观察到，"活跃儿童的课堂行为很少失控。孩子们的自我感觉良好，他们有很强的自尊心，很少抑郁和焦虑。缺乏自尊，或者焦虑、抑郁都会损害学生的学业成绩和注意力。"

当然，影响学业成绩的原因有很多。仅仅是找出哪些因素是其中最重要的原因——特别是如果你想在学业方面有所改善的话，就已经够困难了。还要找出运动是不是影响学业成绩的一个原因就难上加难了。但这些初步研究结果显示，我们完全有理由对取得长期的研究结果保持乐观的态度。

体育运动的筑路意义

为什么运动对大脑有这么多的好处呢？从分子水平上来讲，这个问题可以由大胃王选手——或不客气地说，让"专业猪"来回答吧！有这样一个国际协会，会员都是那些记录自己在特定时间里吃下多少食物的人。这个协会被称为"国际竞吃者联盟"（International Federation of Competitive Eating），成员们自豪地展示着口号（我一点儿都没夸张）："在暴饮暴食中发现真理！"

同其他体育组织一样，竞食者们也有自己的英雄。暴食者至尊人物是绰号"海啸"的日本大胃王小林尊。他是许多竞吃奖项的获得者，这其中包括吃素饺子比赛（他的记录是 8 分钟吃下 83 个饺子），吃叉烧包比赛（12 分钟内吞下 100 个叉烧包），吃汉堡比赛（8 分钟吃了 97 个汉堡）。小林尊还是世界快吃热狗赛的冠军。他为数不多的几次失败包括：在一次比赛中输给一只体重 1 089 磅的科迪亚克熊。在 2003 年福克斯电视台特别制作的"人与野兽"节目中，强大的小林尊在约 2 分半钟的时间内吃下了 31 支热狗，而棕熊吞下了 50 支。2007 年小林尊将快吃热狗桂冠输给了乔伊·切斯特纳（Joey Chestnut），后者在 12 分钟内吞下了 66 个热狗（"海啸"小林尊只吞下 63 个）。

不过，我关心的不是他吃东西的速度，而是这些热狗滑下"海啸"小林尊的喉咙之后发生了什么？同其他人一样，他的身体利用牙齿、酸性物质以及蠕动的小肠将食物粉碎消化，如果需要，还要将食物重组。

这样做或多或少都是为了一个原因：把食物转换成人体最喜爱的能源之一——葡萄糖。通过小肠，葡萄糖及其他代谢物质被血液吸收。养分经血液被输送到身体的各个部位，并被存入构成身体各个组织的细胞内。细胞像鲨鱼捕食一样抓住甜食，细胞内的化学物质贪婪地撕裂葡萄糖的分子结构以提取其糖分能量。这种能量提取是如此强烈以至于在提取过程中原子被撕裂成碎片。

与其他制造过程一样，如此激烈的消化吸收活动也产生了相当数量的有毒废物。就人们吃下去的食物而言，这些废物由一堆过剩的电子构成，这些电子从葡萄糖分子的原子上脱落下来。如果放任不管，这些电子碰上细胞内的其他分子，能将其他分子转变成一些人类已知的最毒物质，即我们所说的自由基。如果不被迅速清除，这些自由基将对细胞的内部结构进行严重的破坏，日积月累，进而对我们的身体造成损害。比如说，这些电子完全有能力引起某个基因的突变。

那么，人为什么没有因为电子过剩而死呢？原因就是大气中充满了可呼吸的氧气。氧气主要的功能就是：它像一块海绵高效地吸收过量的电子。血液向身体组织输送食物的同时，也携带着这种氧气海绵。过量的电子被氧气吸附，经过一些分子提炼过程，电子被转化为同样危险但完全可被移走的二氧化碳。随着血液重新流回肺部，在这里二氧化碳离开血液，并随着呼吸离开人体。所以，无论是竞食者还是普通的食客，你吸入的富氧空气帮助你免于被吃进去的食物杀死。

将食物的营养输送到身体组织并将有毒电子带出来，这显然是个有关出入的问题。身体是如何做到这点的呢？身体通过遍布人体各处的血液完成这一过程。血液充当着"送餐服务员"和"危险品处理工作队"的角色，没有足够的血液供应，任何组织包括大脑在内都会被饿死。这点非常重要，因为大脑对能量的需求是巨大的。虽然大脑只占常人体重的2%，但它却消耗了人体所需总能量的20%——超出了人们预想的10倍左右。当大脑处于完全工作状态时，它每单位组织重量消耗的能量要远远超过处在完全运动状态下的四头肌。事实上，在任何时候，人类的大脑都不能同时启用超过2%的神经元，超过这些，供应的葡萄糖会被迅速消耗掉，人就会昏过去。

如果这些解释让你听起来觉得大脑需要大量的葡萄糖，同时产生大量的有毒废物的话，你的理解完全正确。同时，这也意味着大脑还需要大量的富氧血液。你有没有想过，在几分钟的时间里，大脑需要多少食物、会产生多少废物呢？让我们看一组数据，人类生存离不开食物、水和新鲜空气，但每种物质对人类生命的影响有着不同的时间表：没有食物，人类可以存活 30 天左右；不喝水，人类可以坚持一周左右；然而，大脑如此活跃，没有氧气它根本坚持不过 5 分钟，否则就面临着严重甚至永久性的损害。如果血液不能提供足够的"氧气海绵"，就会导致有毒的电子过度地在大脑里堆积。不过对于健康的大脑，血液输送系统是可以被改进的。这就是运动发挥作用的时候了。这使我想起了一个看似平凡，但实际上改变了世界历史的小洞察。

拥有这种洞察力的人叫约翰·劳登·麦克亚当（John Loudon McAdam），一位 19 世纪初期生活在英格兰的苏格兰工程师。他注意到人们在坑坑洼洼、满是泥浆、经常无法通行的土路上运输货物和日用品十分困难。他想出了一个绝妙的主意，那就是利用岩石和砂砾提高道路的高度。这能立刻让道路变得更加平坦，减少了泥泞，也减少了洪患。随着一个又一个地区采用了这种现在被称为碎石铺路的方法，一个惊人的结果发生了：人们可以更快、更方便地获得彼此的商品和服务。主干道旁的分支道路如雨后春笋般的出现，很快，整个农村利用稳定的运输动脉与更远的地方有了联系，贸易增长了，人民生活富裕了。通过改变物品运输的方式，麦克亚当改变了人们的生活方式。现在，你也许要问了，这又与运动有什么关系呢？要知道麦克亚当的中心思想并不是改善商品和服务，而是改善获得商品和服务的途径。同样的道理，通过运动，促进体内道路——血管的畅通，个体同样可以为大脑提供更多的氧气和食物。运动不能直接为我们提供氧气和食物，但它能为身体提供获得更多氧气和食物的通道。要问是如何起作用的，这也不难理解。

运动增加周身组织的血流量，是因为运动刺激血管产生一种强大的调节血流的分子，该分子叫一氧化氮。随着血液流动的改善，体内产生了新的血管，这些新血管逐渐深入到身体的组织中去，使身体组织与血流中的"商品和服务"——包括食物的分配和废品处理，有了更近的联系。你运动得越多，你就可以为更多的身体组织输送养料并将更多的有毒废物排出体外。这个过程发生在我们身体的各处，这也是为什么运动可以改善人的身体机能。就像麦克亚当的点子既稳定了现有的运输结构又增加了新的通路。突然之间，你变得健康起来。

运动对大脑也有同样的作用。影像学研究表明，运动确实增加了大脑齿状回区域的血容量。这可是个大事情。齿状回是大脑中海马的一个重要组成部分，而海马区域又与记忆的形成密切相关。可能是由于新毛细血管的产生，致使血流量增加，这让更多的脑细胞有机会与血液中的食物、危险品处理工作队有了接触。

运动对大脑的另一个特殊作用已经变得越来越明确，这个作用不像我们前面提到的运动增加了为大脑输送养料的通道，而是直接为大脑提供养料。早期研究表明，在分子水平上，运动对人类大脑最强的生长因子——脑源性神经营养因子（Brain Derived Neurotrophic Factor，BDNF）具有强烈的刺激作用。脑源性神经营养因子能够帮助健康组织的形成，而且它对大脑中某些神经元产生类似肥料的促生长作用。这种蛋白质可以保持现有神经元的年轻和健康，促使它们彼此相连。此外，它还能促进神经形成，在大脑中形成新的细胞。对 BDNF 最敏感的细胞位于与人类认知密切相关的海马区域。运动增加了这些细胞内可用的脑源性神经营养因子的水平。实验室进行的动物实验数据显示，运动得越多，受试动物大脑中这种肥料就越多。有学者认为，这种机制同样也能发生在人类的身上。

东山再起

所有的证据都指向一点：体育活动对认知有益。我们可以让所有物种共通的运动东山再起。我们要做的就是动起来。当一说起伟大的回归，人们首先会想到兰斯·阿姆斯特朗（Lance Armstrong）①、保罗·哈姆（Paul Hamm）②这样的运动员。其实，最伟大的回归，发生在这两个运动员出生以前。那是在 1949 年，由传奇的高尔夫选手本·霍根（Ben Hogan）创造。

本·霍根的暴脾气是出了名的，让人恨得牙根直痒痒（他一次曾揶揄对手说"如果我们能给他换个脑袋，他将是世界上最伟大的高尔夫球手"），霍根粗野的举止实际反映了他强烈的决心。1946 年、1948 年他两次赢得美国 PGA 高尔夫球锦标赛冠军。1948 年，他还被评为 PGA 年度最佳球员。然而，所有这一切都在突然之间结束了。1949 年冬天一个薄雾笼罩的夜晚，霍根和他的妻子驾车在得州与一辆巴士迎面相撞。霍根身上包括锁骨、骨盆、脚踝、肋骨等多处骨折，这对高尔夫选手来说是致命的。另外，他体内还留有多处危及生命的血凝块。医生判断他可能永远不能走路了，更不用说打高尔夫。霍根没有理会这些预言。车祸发生一年后，他重返绿茵赛场，赢得美国公开赛冠军。三年后，他打出职业高尔夫赛史上最成功的一个赛季，获得了他所参加六场比赛的五个冠军，其中包括当年的前三个大满贯赛冠军（这个壮举被称为"霍根大满贯"）。当回顾起自己这个体育史上最伟大的回归，他以其特有的辛辣方式评论道："人们总是不停地告诉我，这个不能做，那个不能做。"他于 1971 年正式退休。

当我思考运动对认知的影响，以及为找回运动的好处我们应该尝试做哪些事情时，我想起了霍根的回归。文明，在给我们带来看似先进的现代医药、器械的同时，也给我们带来了险恶的负面影响。现代文明让我们有更多的机

---

① 一名退役的美国公路自行车赛职业车手。因从睾丸癌中康复过来后连续7次（1999—2005年）获得环法自行车赛冠军而闻名。他的成功让一些人给环法自行车赛取了一个绰号"Tour de Lance"（兰斯之旅）。——译者注

② 美国体操运动员。2004年雅典奥运会男子团体亚军、男子全能冠军、男子单杠亚军；2003年世界锦标赛男子团体亚军、个人全能和自由体操冠军；2002年世界体操单项锦标赛自由体操第三名；2001年世界锦标赛男子团体亚军。——译者注

会坐着不动，无论是学习还是工作，我们逐步远离了祖先们运动的生活方式，其结果像交通事故一样惨烈。

还记得前面我们说过，处在进化过程中的祖先每天步行达 12 英里，这意味着在进化过程中，我们的大脑是靠着类似奥林匹克运动员的强壮身体支撑的。我们还不习惯在教室里或办公室的小隔间里面一坐就是 8 小时。如果我们在祖先的塞伦盖蒂大草原坐上 8 小时——见鬼，就只坐 8 分钟，我们早就成为其他生物的美餐了。也许还需要几百万年的时间人类才能适应这种久坐的生活方式，但是我们每个人可没有这么长的时间可以等待，这意味着我们需要回归。首先要做的就是把我们自己从这种静止的状态中解放出来。我深信，将运动整合到 8 小时的工作和学习中不会让我们变得更聪明，它只会让我们变得正常。

一些想法

毫无疑问，我们正处在肥胖"盛行"的时代，关于这点，我就不再赘述了。运动的好处似乎是没有止境的，因为它的影响是全方位的，作用于我们大部分的生理系统。运动让你的肌肉和骨骼更强壮，从而提升你的力量和平衡性；运动可以帮助我们调节食欲，调节血脂，降低我们罹患十多种类型癌症的风险，它可以改善人体的免疫系统，平抑压力的毒副作用（参见定律 8）；运动改善人的心血管系统功能，从而减少人类罹患心脏病、中风和糖尿病的风险。再加上运动带来的智力上的好处，我们已经越来越接近可以改善人类健康状况的灵丹妙药了。

每天休息两次

由于学生的考试成绩越来越影响学校的生存发展，目前很多国家以及地区取消了体育课和课间休息，以给其他课程让路。鉴于体育活动对认知能力的强大影响，这种做法是毫无道理的。身兼模特、医生、科学家、篮球运动员数种身份的杨西博士，为我们描述了一个发生在真实世界的测试：

"从其他学科中抽出一些时间安排上体育课……经过一段时间他们发现，总的来说，（体育课）没有影响孩子在其他学科考试中的表现……当经验丰富的教师在学生的学校生活中安排体育锻炼内容后，孩子们实际上在语言、阅读和一些基本综合测验中取得了良好的成绩。"

运动恰恰是最有可能提升认知能力的方法，停止体育锻炼以期争取时间让学生取得更好的考试成绩无疑是在饮鸩止渴。如果一个学校在正常的课程中安排定期体育锻炼内容，甚至安排一天两次的体育锻炼，那又会怎样？在一项实验中，参与测试的所有儿童经过医学评估后，他们每天早晨花 20 ~ 30分钟时间进行有氧训练；下午花 20 ~ 30 分钟时间进行力量训练。甚至每周只做 2 ~ 3 次这样的运动，大多数受试儿童都表现出从中受益良多。如果这种方法有效，那么会衍生出很多其他的方法。甚至有可能再导入校服的概念。新校服都包括哪些呢？只要运动服就可以了，一整天都穿着，随时进行锻炼。

教室、办公室里的跑步机

还记住前面提到的实验吗？儿童进行有氧运动，他们的大脑运转良好，当锻炼停止，儿童的认知增益迅速下降。这些结果提醒研究者，对于认知力而言，体质水平不如大脑稳步供氧的增加来的重要（否则改善了的智力敏捷度也不会跌落得如此迅速）。因此，他们进行了另一项实验。通过实验发现，直接为健康的年轻人输氧，而不是通过运动的方式增加他们的氧气吸入，年轻人表现出相似的认知能力改善。

这些实验结果让我产生一个有趣的想法，可以在教室里尝试使用这个方法（别担心，不是给学生吸氧以提升他们的考试成绩）。如果在上课的时候，孩子们不是刻板地坐在书桌前，而是在跑步机上健走，这会怎样？学生们可以一边听老师讲数学，一边在跑步机上以每小时 1 ~ 2 英里的速度步行，或者学生在设计成可调节桌面的跑步机上学习英语。在课堂上使用跑步机不仅可以利用其自然增加氧气供应的宝贵优势，同时还可以收获规律运动的其他优点。这样的想法在学校试用一个学年会改变学生的学习成绩吗？在脑科学家和教育科学家走到一起开展现实研究之前，答案还是未知数。

同样的想法也可以在工作环境中应用，公司可以在办公室里安装跑步机，并鼓励员工在上午和下午休息时进行锻炼。董事会议也可以在董事们以每小时 2 英里速度散步的时候同时进行。这能提高解决问题的能力吗？这种方法能像在实验室那样，改变员工的记忆维持率或者提高他们的创造力吗？

将运动纳入工作日的工作活动中，这个想法听起来很另类，但它却不难做到。我就在自己的办公室放了一台跑步机。现在，用来填补我固定休息时间的是体育锻炼，而不是咖啡了。我还在跑步机上安装了一个小架子，正好可以把笔记本电脑放在上面，这样我就可以一边运动，一边写电子邮件了。开始的时候，这种奇怪的混合活动让人很难适应，而坚持下来，现在我终于适应以每小时 1.8 英里的速度健走的同时自由操作电脑了。

我不是唯一有这种想法的人。例如，波音公司已开始在其领导培训计划中加入体育锻炼内容。该公司的解决问题小组过去常常工作到很晚，现在所有工作都必须在白天完成，这样员工就有时间用来锻炼和睡眠，结果，更多的工作小组完成了他们所有的绩效指标。波音公司的副总裁在办公室里也放了一台跑步机，她说运动让她的头脑更清晰，并帮助她集中精神。波音公司的领导者现在正在思考如何将运动整合到工作实践中去。

这种想法可能有些激进，但是两个具有说服力的企业经营理念支持这种想法。企业领导们早已知道，如果员工经常锻炼，这将降低公司的卫生保健费用。而且，运动可以将员工罹患中风或老年痴呆症这类疾病的风险降低一半，这是一件多么奇妙的人道主义之举啊；另外，运动还可以提高一个组织的集体智慧。热爱运动的员工与那些不爱动的雇员相比，能更好地运用上帝赋予他们的聪明才智。对于那些创新思维能力关乎企业竞争力的公司而言，员工充分运用才智可能意味着一种战略优势。实验室数据表明，有规律的运动可以提高、甚至显著提高被试解决问题的能力、流动智力甚至记忆力。在商业环境下运动是否会产生同样的作用呢？需要进行哪些类型的体育锻炼，以及多长时间运动一次？这些都是值得探讨的问题。

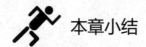 **本章小结**

定律 **1**
越运动，大脑越聪明

● 我们的大脑在步行运动中进化——每天步行12英里！

● 想要改善思维技能吗？动起来吧！

● 运动使更多的血液流向大脑，为大脑带来丰富的葡萄糖作为能量，同时还能带走氧气吸附遗留下来的有害电子。运动也能刺激蛋白质生成，促使神经元彼此连接。

● 只要每周两次有氧运动就可以将罹患一般痴呆症的风险降低一半，而且将患阿尔茨海默病的风险减少60%。

Brin
Rules

survival
生存

定律 **2**
大脑一直在进化

我儿子诺亚 4 岁的时候，一次他从后院捡了根棍子拿给我看。我对他说："年轻人，你的棍子不错啊。"他非常认真地回答我："这不是棍子，是一把剑！举起手来！"我于是顺从地将手举向空中。我们都笑了起来。这次短暂对话我至今仍记忆犹新，原因是，当回到房间时，我意识到儿子刚刚向我展示了人类独特的思维能力——一个经历了数百万年进化而来的能力。他在不到 2 秒钟的时间里就做到了！

对一个 4 岁的孩子来说，这可是个不轻的任务。其他动物也拥有强大的认知能力，但人类思考问题的方式与它们有着质的不同。人类从树上到草原的"旅程"给了我们一些有别于其他动物、人类独有的身体结构，并给了我们利用这些人类所共有的身体结构的独特方式。我们的大脑是如何并且为什么会以这种方式进化呢？

还记得我在前言中提到的性能图吗？大脑进化成如此，似乎旨在持续的运动中、在不稳定的室外环境下解决与人类生存相关的种种问题。大脑的生存策略就是帮助人类活得足够长久，以便把基因传给下一代。这就对了：这一切都归结为"性"。生态系统是残酷的，摧毁一个生命和扶持一个生命同样轻松。据科学家估计，曾经在地球上存在的 99.99% 的物种今天都已经灭绝了。

我们的身体，包括大脑，抓住了任何能够帮助人类生存下来的遗传适应。这不仅为所有的大脑定律奠定了基础，它也说明了我们人类是如何征服世界的。

有两种方法可以帮助人类战胜残酷的环境：变得更强壮或者变得更聪明。人类选择了后者。看起来真令人难以置信，这样一个体质柔弱的物种竟然通过给大脑增加神经元的方式，而不是通过为骨骼增加肌肉的方式接管了地球。不过，我们就是做到了，科学家们花费了大量的气力，试图找出人类是如何做到这一切的。朱迪·德洛奇(Judy DeLoache)对这个问题进行了广泛的研究，她是调查科学领域里一位备受尊敬的研究员，虽然妇女常常被劝阻从事调查科学研究，但目前她在弗吉尼亚大学很受器重。她研究的重点是人类的智慧。她特别关心的是：如何将人类的认知从其他动物思考各自世界的方式中识别出来？

她的主要贡献之一是识别了人类的特质，将人类从大猩猩中分离出来，该特质就是使用象征推理的能力。我的儿子在挥舞"树棍"剑时，正是运用了这种能力。当我们看到一个五边形时，我们并不总是将它识别为一个简单的图形，而更容易把它认做美国的军事指挥中心五角大楼，或者是克莱斯勒微型面包车 [①]。我们大脑能够识别符号对象的本身含义，同时，又能识别符号对象所表征的其他事务，或将符号对象识别成其他所能想到的事务。德洛奇称这为双重表征理论（ dual representational theory ）[②]，表述得正式些就是，这个理论描述了人类所具有的一项能力，即，将某些特征和含义归结于并不真正具有这些特征和含义的事物身上的能力。说得直白些，人类可以虚构出并不存在的事物。我们之所以成为人类，是因为我们能够想象。

现在，请你试着在手上画一条垂直线。它就只能是一条垂直线吗？如果你知道如何将某一特征加在并不真正具有这些特征的事物身上时，它就不只

---

① 克莱斯勒公司旗下一款车的图形商标像一枚五角星勋章。——译者注

② 又称双重编码（ dual encoding ）或双重定向（ dual orientation ），指事物既代表自身又表征其他事物的能力。——译者注

是一条垂直线了。让我们继续，现在，在垂直线下方画一条极短的水平线，数字 1 出现了；再在垂直线上方加个圆点，又出现了字母"i"。直线并不一定就意味着只是一条线，它能够代表你认为它应该意味的任何事物。某个含义被固定在某个符号上，只是因为这个含义没有被强加到别的事物身上。你所要做的就是，让每个人都同意该符号就应该代表这个含义。

人类非常擅长双重表征，我们将符号结合在一起引申出层层不同的含意。它给了我们使用语言以及将语言写下来的能力；给予我们数学推理能力；它给予我们艺术能力。圆形和方形的组合就成了几何图形、立体画。圆点和"胡乱"画出字的组合就成了音乐和诗歌。在象征推理和文化创造力之间，有一条不间断的知识线。其他任何生物都没有能力做到这一点。

这种能力并不是在人一出生就完全形成的，德洛奇通过一个有效的方式证明了这一点。在德洛奇的实验室里，一个小女孩在玩一个玩具屋。实验室的隔壁是一个与玩具屋样子相同但是实物大小的房间。德洛奇拿了一只塑料小狗，并将它放在玩具屋的沙发下面，然后鼓励孩子去隔壁"大"房间，寻找"大"狗。小女孩会怎么做呢？德洛奇发现，如果孩子已经 36 个月大了，她会立即去大房间，朝沙发下面看，最后发现大狗；如果她只有 30 个月大，就不会知道到哪里去找。她还不能象征性地推理，不能将玩具屋这个"小房间"与实验室隔壁的"大房间"建立起联系。详尽的研究表明，象征推理，这一人类最重要的特质，要经过近 3 年的体验，才能全面运作起来。在 3 岁之前，人类看起来与大猩猩似乎没什么区别。

一个手边的特征

象征推理对于我们来说是一个多功能的小工具。我们处于进化中的祖先如果能够彼此警告，就可以避免掉入同一个沙坑中，如果他们学会树立警告牌，那会更好。利用语言和文字，我们可以获取关于我们生存环境的大量知识，而没有必要总是靠直接经受严厉的教训才能增长知识。所以，我们能理解，为什么人类的大脑一旦发展了这种象征推理能力，就一直保持着它。大脑是一种生物组织，它要遵循生物规则。生物界再也没有比自然选择进化论更重要的规则了：谁获得食物谁就能生存下来；谁生存下来谁就有机会交配；谁获得交配的机会谁就可以将自己的特质传给下一代。但是，我们要经历什么样的阶段才能发展这种象征推理能力？又该如何描绘我们那圆胖而重达 3 磅的大脑的发展过程呢？

你可能还记得那些反映人类从简单到日益复杂的生物进化过程的旧海报。在我的办公室里就有这么一张：第一张图画的是黑猩猩，最后一张图是 20 世纪 70 年代的商务人士，在这两幅图之间是一些名字为北京人、南方古猿等各种生物的奇怪混合。这个海报有两个问题：第一，这幅画几乎所有的内容都是错的；第二，没有人真正知道该如何修正这些错误。我们对这方面知识缺乏的最大原因是，所存在的确凿证据太少。如果将我们已经收集到的大部分祖先骨化石放进你家的车库之后，你的车库还有足够的空间容下自行车和割草机——我们掌握的化石证据实在是太少了。近年来发展起来的 DNA 技术很有帮助，坚实的 DNA 证据表明，我们来自 700 万~1 000 万年前非洲某个地方，除此之外，其他的一切都还处在争议之中。

要了解人类智力的发展也同样困难。大部分的人类智力都是依据现有的最有力的证据——工具制作，进行分类的。当然这不一定是最准确的方式；即便是，这种记录也不能给人留下深刻印象。在人类刚开始的几百万年，我们的祖先应该就是抓一块石头来砸开其他东西。也许试图挽回一些颜面，科学家将这些石头称为手斧。又过了一百万年，人类的进步仍然不那么刻骨铭心，我们的祖先还抓着"手斧"，不过他们是用它去砸其他石头，使这些石头更加锋利。至此，人类一直在使用更加锋利的"石头"。

这个进步不是很大，但它足以开始把我们自己从东非的母体中解脱出来，实际上是从任何其他生态位（Ecological Niche）[①]中解脱出来。从摩擦生火到烹煮食物，接下来发生的一切更加令人印象深刻。后来，人类连续一拨拨地走出非洲。我们的直接祖先智人至少在十万年前就开始了这一旅程；四万年前，几乎令人难以置信的事情发生了，他们似乎突然之间开始了绘画、雕刻、创作艺术品及珠宝。没有人知道为什么这些变化如此突然，但这些变化意义深远；三万七千年之后，人类建造了金字塔；又过了五千年，人类制成了火箭燃料。

发生了什么事让我们开始了这样的进化之旅？这一急速成长可否由双重表征能力的出现解释？对这一问题科学界还存在争论，不过最简单，也是迄今最明确的解释是：人类的伟大成就看起来主要与讨厌的天气变化有关。

生存新定律

大部分的人类史前史发生在类似南美洲丛林的气候条件下：雾气重、潮湿、急需空气调节。可以预见，接下来气候发生了变化。科学家们估计，在过去的四千万年里有不下 17 个冰河时期。地球上只有在少数几个地方，如亚马孙河流域、非洲的热带雨林，最初闷热并持续百万年之久的气候条件留存了下来。从格陵兰钻取出的冰岩芯显示，那时的气候在难以忍受的炎热与极度残忍的严寒之间摇摆。就在十万年前，你可能还出生在一个如极地般寒冷的环境里，不过，也就过了几十年，你就可以脱下兽皮衣，享受草原太阳的光辉了。

这种气候的不稳定性必将对那些被迫忍受的生物产生强劲的影响，结果大多数生物灭绝了。生存法则也在变化，新的物种开始填补越来越多物种灭

---

① 又称小生境、生态区位或是生态龛位。生态位是一个物种所处的环境以及其本身生活习性的总称。每个物种都有自己独特的生态位，借以跟其他物种作出区别。生态位包括该物种觅食的地点，食物的种类和大小，还有其每日的和季节性的生物节律。——译者注

绝而造成的缺失。大约一千万年前，虽然不是即刻发生，却也是不可避免的，北部、东部非洲的热带地区变成干燥、尘土飞扬的平原，我们祖先面临着危机。一些研究人员将这种气候变化归咎于喜马拉雅山的耸起，山的高度扰乱了全球气流；另一些学者指责突然出现的巴拿马地峡，认为它的出现改变了太平洋和大西洋洋流的混合，进而扰乱全球天气形势，就像今天的厄尔尼诺现象。

不管是什么原因，总之，如此强大的变化导致全球的天气陷入混乱，这其中也包括人类的诞生地非洲。不过，当时的气候变化有一个特点，就是一种被称为金发女孩式效应（Goldilocks Effect）① 的现象，表现为变化既不过于强大，也不过于微小，而是刚刚好。如果变化过于突然、强大，残暴的气候可能将我们的祖先直接就"杀"死了，那么今天我也就不会为你们写这本书了；如果变化过于缓慢、微小，那么我们的祖先就可能没有必要发展使用符号的能力了，那么，也没有这本书了。然而，就像金发女孩和第三碗粥一样，当时的情况是刚刚好。变化足够大，让我们的祖先不得不从树上的安乐窝中跳下来，但变化又没大到将跳到地上的祖先全部摧毁的程度。

然而，来到地面仅仅是艰苦工作的开始。我们的祖先很快就发现，他们找到的新穴很快就被别的动物占领了，他们要与当地生物共享食物来源，但是大多数生物都要比我们的祖先强大、跑得比他们快。面对着草原，而不是树林，祖先们粗略地理解了"平坦"的概念。就这样，仿佛屁股后面贴着"吃我吧，我是猎物"的标签，我们的祖先踏上了在一个陌生的水平面进化的旅程，这种想法真是让人不安。

---

① Goldilocks 是指童话故事《金发女孩与三只熊》（*Goldilocks and the Three Bears*）中的主角，引用的典故是金发女孩在三只熊家里看到桌上有三碗粥，热的不喝、冷的不喝，而只挑不冷不热的喝。因此，有人便以这个字引申的意义创造出数个与其搭配的用语，其中较常用的是"Goldilocks economy"（不太冷，不太热，刚刚好的经济）；"Goldilocks effect"（恰到好处的效果）。——译者注

爵士的重复乐段

你可能已经猜到，当时人类得以生存下来的形势是十分严峻的。我们直接祖先的人口最初不超过 2 000 个，一些人认为也就只有几百个。那么，我们是如何从这么一个不稳定、脆弱的少数族群，发展成为如今有着 70 亿人口之强，并且还在继续增长的庞大群族的呢？根据史密森国家自然历史博物馆人类起源计划负责人理查德·波茨（Richard Potts）的研究，方法只有一个：人类放弃了稳定，没有尝试对变化做无谓的反抗，没有去关心某特定栖息地的一致性问题，因为这种一致性不是一种选择，人类必须适应变化本身。

这是一个辉煌的战略。不是学习如何在一个或两个生态小环境中生存，人类学习了如何在整个地球的大环境中生存，进而征服了地球。这种进化的实际结果就是，我们没有变得更强壮，而是变得更聪明。我们学会在头脑中而不是在嘴里长满尖锐的牙齿。这是一个相当精明的战略，我们的祖先征服了东非裂谷，进而接管了整个世界。

波茨将自己的观点称为变异选择学说，该理论试图解释为什么我们的祖先对不变性和迟钝变得越来越敏感。对这一确切的进步目前还缺乏化石记录的支持——这也是学术界对此问题仍然存在激烈争论的另一个原因，但所有的研究者都必须解决人类进化过程中出现的两个问题：一个是双足行走；另一个问题与我们越来越大的脑袋有关。

变异选择学说预测了与人类学习有关的一些相当简单的事情。它预测，人类大脑的两个强大特征之间存在相互作用。这两大特征分别是：存储大量知识的数据库与即时利用数据库的能力。这两大特征，一个让我们知道我们在什么时候犯了错误；另一个让我们从错误中学习。两者都给了我们在迅速变化的条件下增加新信息的能力。这两者也许都与我们设计教室和办公室小隔间的方式有关。

任何仅涉及数据库天性或随机应变天性的学习环境都忽视了我们另一半

的能力，它注定要失败。这让我想起了爵士乐吉他手：如果他们只知道大套大套的音乐理论，却不知道如何进行现场表演，就永远也不会成为成功的吉他手。一些学校和工作场所强调稳定、机械的数据库能力，而忽视了经过数百万年的训练，我们已经掌握了随机应变的能力，于是我们的创造力会遭受压制。还有一些学校和工作场所强调创造性运用数据库，却没有首先为数据库注入大量知识。他们忽视了我们对某一个主题获得深刻理解的需要，其中就包括在头脑中记忆、储存一个充裕的结构数据库。我们身边就有这样一些人，他们是伟大的即时表演家，但是却没有深厚的知识储备。有些人看起来像爵士乐手，也好像是在现场表演，但最终他们什么都不知道。他们只是在想象中对着空气弹吉他。

站直了

变异选择学说为双重表征奠定了基础，但它并没有把我们引向朱迪·德洛奇的观点，以及说明人类如何拓展发明微积分、写爱情小说的独特能力。毕竟，很多动物也能建立知识的数据库，很多也会制作工具，甚至创造性地使用这些工具。然而，这好像并不是黑猩猩写的交响曲差，我们写的好的问题。黑猩猩根本就不会写交响乐，而我们却可以写出流芳百世的作品来，这些作品让人们情愿花上一生的积蓄追随纽约爱乐乐团的每场演出。在人类的进化史中肯定还有某些其他东西，让人类进行独特的思考。

某个随机的基因突变给了我们一个包括学会直立行走的适应性优势。树木已经消失或正在消失，我们的祖先不得不处理所出现的新问题：在食源间不断地长途跋涉。这最终逐渐发展了我们两条腿的特殊用途。直立行走是应对热带雨林消失的一个出色的解决办法，也是一个重大的变化。至少，这意味着重塑骨盆功能，使其无需再驱动后腿前进（黑猩猩的骨盆就是起到这个作用）；取而代之的，是骨盆要被重新想象成为一种承载装置，能够支撑头部高出草丛（人类的骨盆正是起到这个作用）。人类直立行走带来了几个结果：一是解放了人类的双手，二是节约了能量。直立行走较四条腿走路消耗更少的能量。我们祖先的身体没有用剩余的能量来打造我们的肌肉，而是用来提升我们的大脑智慧，现代人的大脑只占常人体重的 2%，却要消耗人体所需能量的 20%。

大脑结构的这些变化带来了进化杰作，使大脑的某一区域成了人类区别其他所有动物的特征。这个区域位于额叶的一个专门区域，就在前额后面，被称为前额叶皮层。

我们可以从一个叫菲尼亚斯·盖奇的人那里了解一些关于大脑此区域功能的信息。盖奇是某铁路筑路工作组的一个受人欢迎的工头，他为人风趣、睿智、勤劳、有责任感，是那种任何父亲都愿意招之为女婿的人。1848 年 9 月 13 日，他用一个长 3 英尺、直径约 1 英寸的铁夯向一个岩孔装炸药。装药过程引发爆炸，铁夯扎进盖奇的头部，进入点刚好位于眼睛下方，破坏了其大部分前额叶皮层。盖奇奇迹般地活了下来，但他变得笨拙、冲动、世俗。他离开了家漫无目的地四处游荡，换了一个又一个的工作。他的朋友都说，他再也不是以前的那个盖奇了。

盖奇的例子是人们掌握的第一个真实证据，表明前额叶皮层支配若干人类独特的认知能力，即所谓的"执行性功能"：如解决问题、维持注意力并控制情感冲动。总之，大脑的这一区域控制人类许多行为，这些行为可以将我们与其他动物区分开来，也将成年人与青少年区分开。

认识你的大脑

前额叶皮层是随着人类进化在大脑内唯一的一个新增物。大脑由三部分组成，它们的某些结构经历了数百万年的进化。（这一"大脑三位一体学说"是科学家用来描述大脑总体组织结构的几个模型之一。）人脑中最古老的神经结构是脑干（brain stem），又被称为"蜥蜴脑"，这个带点侮辱性的称谓反映了这样一个事实，人脑中脑干的功能与蜥蜴脑干的功能相同。脑干控制人身体的一些杂事，它的神经元调节呼吸、心率、睡眠和觉醒。脑干神经总是处于活跃之中，就像拉斯维加斯那般"喧嚣、热闹"，使大脑无论在人类安睡中还是清醒中始终保持运转。

位于脑干上面的部分看起来像是一只背着一个皱皮蛋的蝎子，这就是我们人类的古哺乳类脑。它看起来和其他许多哺乳动物（例如家猫）的脑一样，于是这部分脑也因此而得名——古哺乳类脑（paleomammalian brain），它更多地与人类动物性生存活动相关，其主要功能被一些学者称为"3F"功能：战斗（fighting）、觅食（feeding）、逃跑（fleeing）……以及生殖。

这个"第二大脑"的部分区域在大脑定律中起重要作用。蝎子的爪子部分被称为杏仁核（amygdala），让人有愤怒、恐惧或愉快的感觉，或过去愤怒、恐惧、愉快经历的记忆。杏仁核负责情绪的产生以及情绪所产生的记忆。附在爪子上与蝎子身体相连的腿的部分被称作海马体（hippocampus）。海马体将人类的短时记忆转换成长期记忆。蝎子的尾巴，像个字母"C"那样卷曲绕在蛋形结构的外侧，仿佛在保护它。这个"蛋"就是丘脑（thalamus），它是感觉的控制塔，是大脑中最活跃，构造最精细的部分之一。丘脑位于大脑的正中心，它处理来自感觉器官各个角落的信号，然后将信号传至整个大脑的特定区域。

这些是如何发生的还不十分清楚。巨大的神经公路在这两个部分大脑之间穿行，与其他"公路"会合，然后突然"分支"奔向成千上万的出口，跳跃着消失在黑暗之中。神经元被激活，接下来突然闪动，然后再次激活。电子信息的复杂回路以协调、重复的模式运行，然后径流向无际的黑暗，将信息传递给终点未知的地方。

图 2-1 中成拱形、像一个大教堂的就是"人脑"了，我们称之为皮层（cortex），在拉丁文中是"树皮"的意思，是大脑的表层。它与大脑内部有着紧密的联系。

这层"皮肤"的厚度范围在吸墨纸厚度到重型纸板厚度之间，像是被塞进了一个较其表面积小得多的空间。事实上，人类的大脑皮层如果完全展开的话，差不多和婴儿毯一般大。

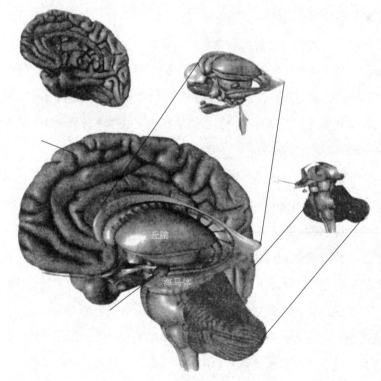

图2-1　你有三个大脑

看起来有些单调乏味，外形稍像核桃壳的皮层，曾经愚弄了解剖学家数百年。直到第一次世界大战前，他们还不知道皮层的每个区域都是高度专门化的，有语言区域、视觉区域、记忆区域。第一次世界大战是人类史上的第一次重大冲突，战斗中有大量人员中弹受伤，医疗技术使他们活了下来。其中有些士兵的外伤只是侵入了他们大脑的边缘，破坏大脑皮层的一小部分区域，而大部分区域还完好无损。战争中大脑受伤的士兵很多，科学家有机会详尽研究各种损伤以及由于脑损伤而导致士兵的奇怪行为。在可怕的第二次世界大战期间，科学家们进一步证实了他们的发现，最终绘制出人类大脑的完整结构功能图，进而发现大脑在亿万年来是如何变化的。

学者们发现，随着人类大脑的进化，我们的头也在发生着变化：它一直在变大。倾斜的臀部和大大的脑袋，在解剖学上并不是一对相处融洽的好邻居。骨盆以及产道只有这么宽，如果婴儿的头越来越大，那么生产过程是非常危险的。很多母亲和婴儿在生产的过程中都面临死亡的威胁。在没有现代医学干预的情况下，怀孕还是存在很大风险的。有解决办法吗？有，那就是在婴儿的头部足够小，可以正好通过产道的情况下分娩。这样做有问题吗？有，问题就是需要人为创造幼儿期，以便大脑可以在子宫外便利地完成其发育过程，但结果是，这样的生物在很长的一段时间里是非常脆弱的，它一直会是猎食者的捕猎对象，而且在十几年的时间里它还不具备繁殖的能力。

人类在野外谋生，并要在野外居住上千年，这些能力对人类来说至关重要。不过还是值得一试。在这段极度脆弱的时期内，特别是在最初的几年间，小婴儿还不适合做很多的事情，但他们完全有学习的能力。人类的这种进化方式，在自然界产生了"学习者"的概念，而且对成年人来说还有"老师"的概念。为了人类的利益，要好好教导、守护下一代：人类基因的延续取决于我们保护小孩子的能力。

当然，如果成年人在完成他们体贴的养育之责前被吃掉或被杀死了，那么有这些婴儿也是没有用的，这些婴儿还需要很长的时间才能长大。在残酷的自然界里，人类体质还很柔弱，为了能战胜周围的大家伙们，让人类在自己的新家园里安全地生儿育女，繁衍后代，我们需要讲究策略。人类选择了一个奇怪的策略，他们决定尝试彼此和平相处。

请你帮我挠挠背

假设你不是你们那个街区最强壮的人，但你有几千年的时间让自己成为最强大的人。你会怎么做？如果你是个动物，最直截了当的办法就是让自己的身体变得更大，比如使自己的肌肉和骨骼更强壮，让自己成为一群狗中最强壮的那只。不过还有另外一种方式，它不是通过强壮身体，而是通过建立盟友关系来使个体变强。如果你能和周边的同类订立合作协议，你就可以使自己的力量加倍，虽然实际上你没有增大自己的力气，但最终却可以主宰世界。想要击退猛犸象吗？如果单打独斗，那么你和猛犸象之间的这场力量悬殊的对决，看起来就像小鹿斑比对哥斯拉。不过，两个或三个"你"可以协调行动、建立起"团队协作"的概念，你们就代表了一种难以战胜的挑战。比如说，你们能想出迫使猛犸象跌下悬崖的办法。有充分证据表明，我们一直都在这么做。

游戏规则被改变了，我们学会了合作，这意味着要创造一个共同目标，既考虑到自己也要顾及同盟者的利益。当然，为了理解盟友的利益，你必须领会他们的动机，这包括理解他们的奖惩体系，也就是说你需要知道他们哪里"痒"。

了解父母养育子女行为以及群体行为是如何让人类得以统治世界的，可能和理解下面两个句子中的某些观念一样简单。第一句：丈夫死了，然后妻子死了。这句话没有什么特别有意思的地方，不过，看看下一句有什么不同，注意我在句末加了两个词。第二句：丈夫死了，而后妻子死于悲伤。突然间，我们看到了妻子的内心世界。我们对她的心理状态有了印象，甚至了解了她同她丈夫之间的关系。

这些推论就是所谓心理理论（theory of mind）[①]说法的标志特征。我们时

---

① 是指个体凭借一定的知识系统对自身或他人的心理状态进行推测，并据此对行为作出因果性解释与预测的能力。——译者注

刻都在使用着它。我们试图依照动机来了解整个世界，将动机赋予宠物，甚至无生命的物体。（我曾经认识一个小伙子，他把一条 25 英尺长的帆船当成自己的第二任妻子看待，甚至还给它买礼物！）这种技能对选择伴侣、处理共同生活所带来的日常问题是有益的，对养育子女也是有益的。心理理论是人类独有的技能，它接近读心术，是人类最有可能获得的能力。

窥视他人心理生活并做出预测，这需要人类具有很高的智力水平，当然，这种能力与大脑活动有关。与预测、操纵团队中其他人的能力相比，知道在丛林中哪里可以找到水果的能力就是认知层面的小把戏了。许多学者认为，这种能力的获得同我们对地球的智力统治之间存在着直接关系。

当我们试图预测他人心理状态时，我们没有明显的东西可以作为根据，毕竟别人的头上又没有闪烁着表明其动机的粗体字。我们被迫洞察那些一点儿也不明显的特征。这种能力是自动的，我们在运用这一能力时自己甚至都没有意识到。实际上，我们在各个领域都在运用它。还记得前面我提到的那条垂直线吗？我们可以把它转变成一个"1"或"i"。现在，你有双重表征能力了：垂直线以及它代表的事物。这意味着你理解了朱迪·德洛奇的学说，也意味着你读懂了我们自己。我们超凡的智力才能，从语言到数学到艺术，可能来自于我们急切预测邻居心理世界的强大需求。

感受它

从这些想法我们可以知道，我们的学习能力深深植根于各种关系。如果是这样，我们的学习成绩就会受到学习发生时情感环境的深深影响。有令人惊讶的实验数据支持这一点，教育质量可能部分取决于师生之间的关系；商业成功可能部分取决于老板和雇员之间的关系。

我还记得一个做飞行教练的朋友给我讲过一个故事，故事中有他教过的最好的学生，以及他最难忘的教训，这个教训让他明白，教这样的一个学生意味着什么。在地面课程中这个学生表现得出类拔萃，在飞行模拟中也表现得很优秀，总之在所有课程中她的成绩都名列前茅。在空中的她表现出令人吃惊的天赋，能够在急速变化的气候条件下迅速即兴驾驶。但在一次空中驾驶时，教练看到她的某些动作有些奇怪，而那天教练的心情也不太好，就冲着她大喊大叫。他将她的手从相当于方向盘的操纵杆上推开，然后很愤怒地指着一个仪器。学生被吓住了，试图纠正自己的动作，谁知道越着急出错越多，她说自己没有办法思考了，然后开始哭了起来。在以后很长一段时间里，这个学生都无法走进驾驶舱。这一事件不仅伤害了教师与学生之间的关系，也损害了学生的学习能力，对教练也是一个很大的打击。如果他早知道自己的行为会产生这样的后果，他永远也不会那么做的。

如果某人对老师、老板缺乏安全感，那么他可能表现得不会很好。如果因为老师无法配合学生的学习方式而让学生觉得被误解，那么这个学生很可能变得孤立。之前那个学习飞行的学生心里就有这种孤立感。我们将在本书讲"压力"那章中看到，某些类型的学习由于创伤应激而凋谢。我们在本书讲"注意"那章中也会看到，如果教师无法抓住学生的兴趣，知识就不会被存入学生的大脑数据库中。在这章中我要重申的是，在试图教导人类某些知识的时候，关系很重要。在这里，我们谈论了驾驶飞机需要具有高超的智力水平，但是，它的成功却完全取决于感情。

真是惊人，所有这一切都源于天气这个不起眼的变化。但是，对此清楚的认识使我们第一次真正深入了解了人类是如何获取知识的：我们学会了脱离数据库即兴创作，具有对世界象征思考的能力。从前我们为了在大草原上生存需要这两种能力，现在我们仍然需要它们，虽然我们将草原换成了教室和办公室的小隔间。

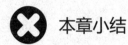

✖ 本章小结

定律 **2**
大脑一直在进化

● 我们的头颅里不仅只有一个大脑；我们有三个。首先介绍"蜥蜴脑"，它控制着我们的呼吸，然后我们还有一个和猫的大脑一样的大脑，在这两部分大脑上面覆盖着一层类似吉露果冻薄薄的物质，我们称之为皮层，它是人类大脑的第三个组成部分，也是强大且"人类特有"的大脑。

● 天气的变化瓦解了我们祖先的食物供应，他们被迫从树上下来，到大草原上生活。之后，人类通过适应变化本身接管了地球。

● 从四条腿走路到两条腿直立行走在大草原上，这节省了能量，让人类的大脑得以发展得更加复杂、精密。

● 象征推理是人类特有的一项才能。这种能力可能出于我们需要了解彼此的意图、动机，它使人类在一个小团体内的协作成为可能。

Brain Rules

wiring
脑结构

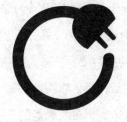

定律3#
每个大脑都不同

你是不是觉得迈克尔·乔丹在某些运动上的惨败实在令人费解？1994 年，世界最优秀的篮球运动员之一、20 世纪 ESPN[①]最伟大的运动员，决定退出比赛，转而开始从事棒球运动。乔丹在棒球场上输得很惨，在他唯一的一个完整赛季中仅击中 202 次，是那一年联盟正式球员的最低水平。这个赛季他在外场犯错 11 次，同样是联盟最差的。乔丹的表现如此糟糕，甚至没有资格参加三级分会的棒球队。身体能力超强的人在自己专心从事的体育运动项目上会失败，这听起来似乎很荒唐，但乔丹甚至不能胜任小职业队棒球联盟比赛的事实，却是一个显而易见的证据。

让乔丹在棒球赛场上的失败显得更为尴尬的是另一位体育传奇人物肯·小葛瑞菲[②]——他让棒球场为之燃烧。小葛瑞菲擅长乔丹似乎缺乏的所有技能。当时在热门球队——西雅图水手队效力的小葛瑞菲将这种优势保持了近 10 年，连续 7 年的击打率是 0.300，打出 422 个本垒打。如今他已经成为全垒打排行

① 英文全称为Entertainment and Sports Programming Network，是全球最大的体育电视网、24小时连续播出的体育节目/频道。——译者注

② 美国职业棒球大联盟的球员，效力于芝加哥白袜队，是一位拥有长打能力和不错守备能力的球员。2008年6月9日，从佛罗里达马林鱼的马克·亨德里克森（Mark Hendrickson）手中打出生涯第600支全垒打，成为第6位达到此纪录的球员。——译者注

榜的第 6 位明星。

与乔丹一样，小葛瑞菲也打外场，但和乔丹不一样的是，他以接球闻名，他的接球动作非常精彩，仿佛漂浮在空中。什么？漂浮在空中？那不是乔丹习惯居住的空间吗？然而，棒球场的神圣氛围拒绝向乔丹做出让步，乔丹最终又回到篮球赛场，继续从事他大脑、肌肉比其他任何人都适合的运动，上演了其惊人的篮球生涯又一个传奇续集。

这两个运动员的身体到底是如何完成这些奇迹的？使他们天资优越的大脑与肌肉、骨骼沟通的能力又是什么？这些都与他们大脑的构造有关系。要理解这一点，我们首先要观察一下，当人在学习的时候，大脑中都发生了什么？然后我们再讨论一下在大脑发育过程中经验所发挥的巨大作用，其中包括：为什么具有相同经历同卵双生的双胞胎并不具有相同的大脑？我们会发现，在我们每个人的大脑中都有一个詹妮弗·安妮斯顿①神经元。我没有开玩笑哦！

煎蛋与蓝莓

你可能在上小学的时候就知道了，生物由细胞构成，在大多数情况下，这是真的。复杂生物的活动都要涉及细胞。你可能对细胞为人类存在而做出的慷慨贡献很少心存感激，不过你身体里的细胞对此并不在乎，它们让你无法控制，以此报复人类的这种冷漠。在很大程度下，它们躲在幕后，满足于监督你所经历的几乎所有事情，其中大部分你都没有觉察到。不过有些细胞如此谦逊，只有当它们"罢工"的时候，我们才知道它的正常作用是什么。例如，一个普通成人的皮肤重量约为 9 磅，其表皮细胞实际上都处于死亡状态。这些细胞的作用就是为人体内其他细胞遮风挡雨，从而确保其他细胞正常发

---

① 美国最红电视情景喜剧的女主角，加上一大堆的浪漫喜剧电影。詹妮弗·安妮斯顿的可爱傻大姐形象深入人心，连她的发型都是全美国女性大力效仿的对象。——译者注

挥作用。准确地说，人类露在外面的每一寸的皮肤几乎都已经死了。

活细胞的生物学结构很容易理解。大多数活细胞的结构就像是煎熟的鸡蛋。蛋白部分，我们称其为细胞质（cytoplasm），中间蛋黄部分，我们称之为细胞核（nucleus）。细胞核包含了总蓝图分子以及被认为是被错误定罪的犯人的守护神——DNA，它携带着基因——生物指示的小片段，决定着你很多的事情，从你会长多高到你会如何应对压力等。蛋黄般的细胞核里有大量的遗传物质，近6英尺长的物质被塞进了一个以微米计算的空间。一微米为1/2 500英寸，这意味着将DNA放入细胞核，就好像将30英里长的捕鱼线塞进一个蓝莓里，可想而知细胞核是一个十分拥挤的场所。

近年来，一个最意想不到的发现就是：DNA，也就是脱氧核糖核酸，不是被胡乱塞进细胞核的，不像你随手将棉花塞进一个玩具熊里面那样，而是以一种复杂且严格调节的方式被折叠着放入细胞核的。分子的这种折纸式排列原因可以被理解为是细胞的职业选择，当细胞内的DNA以某种方式折叠，那么该细胞将会发展成为肝脏；以另一种方式折叠，细胞将成为繁忙血液的一部分；再换一种折叠方式，你会得到神经细胞，并且具备了读懂这个句子的能力。

那么神经细胞是什么样子的呢？还是以煎蛋为例，现在用脚将煎蛋踩碎，碎末在地板上飞溅。被脚踩过的乱糟糟煎蛋残骸可能看起来像一个多角星。现在拿起多角星的一角并将其展开，展开后，用拇指碾压刚刚展开部分的最边缘区域。这样我们会得到一个更小的多角星形状。两个碎星星被一条长长的细线分开，这就是典型的神经细胞的样子了。神经细胞有各种各样的大小和形状，但大部分神经细胞都具有这个基本框架。被脚踩碎后四处飞溅的煎蛋就是所谓的神经细胞体（nerve's cell body），多角星的点状突出被称为树突（dendrites），多角星一角被展开的区域被称为轴突（axon），轴突边缘更小的、用拇指捻成的"星暴"被称为轴突终端（axon terminal）。

这些细胞帮助调解复杂的事情，比如人的思维等，要想了解细胞是如何作出调节的，我们必须对神经元的小人国进行一次深入的探险，如何做到这一点呢？我想借用小时候看过的电影情节来阐述。电影名字是《奇幻之旅》（*Fantastic Voyage*），编剧是哈莉·克莱纳（Harry Kleiner），后经著名科幻小说家艾萨克·阿西莫夫（Isaac Asimov）改编成小说后迅速流行。该影片可以被称为《亲爱的，我把孩子缩小了》的姊妹版《亲爱的，我把潜艇缩小了》，影片描写了一群研究人员乘坐缩微至显微粒径大小的潜艇去探索人体的内部构造以及运作。现在我们也来进入这样的一艘潜艇，乘坐这艘小潜艇可以让我们在一个典型的神经细胞内部以及该细胞停泊的水世界漫游。我们要访问的第一站是位于海马区的一个神经元。

当到达这个海马神经元的时候，我们好像踏进了一个古老的水下森林，不知怎么它好像被通上了电，这意味着我们要小心。这里到处都是乱糟糟的枝状、丝状物以及庞大的树干状物体。在这些干状物周围上上下下穿行的电流闪烁着耀眼的火花，电流偶尔震动这些干状物体后，便会从一端爆发出大朵大朵由化学微粒聚集而成的云彩。

这些树干状物体不是树木，而是神经细胞，并且在结构上千差万别。如果将潜艇悬停靠近它们中的一个，我们会发现"树皮"摸起来很像油脂，令人吃惊吧，可那就是油脂。在温暖的人体内部，神经细胞外部的磷脂膜就是一层黏黏的油。神经元的内部结构决定了它的外部形态，就像人的骨架决定了人体的形状一样。当我们深入细胞的内部，首先我们看到的就是这幅骨架。

好吧，让我们继续深入吧。

细胞内部的环境拥挤得让人透不过气来，而且到处都充满了敌意，到处都是我们必须小心绕过的、由尖尖的、珊瑚状蛋白构造物形成的危险的脚手架——神经骨架。虽然这些致密层给了神经元三维形态，但还有许多骨骼部分处于不断运动之中，这就意味着我们必须小心躲闪，别忘了数以百万的分子还在猛烈撞击着我们的潜艇，并且每隔几秒钟我们的潜艇就被高压电撼动得左右摇晃，我们可不想在此长时间停留。

畅游几圈

我们从神经元的一端逃脱出来，就无须继续在极度浓密的蛋白丛林危险地蜿蜒穿行了，这时的我们正自由地漂浮在平静、看似无底的水峡谷中，我们还可以看到另一个神经元出现在远方。

我们此时正处于两个神经元之间的空隙里，这里被称为突触间隙（synaptic cleft），在这里我们首先注意到的是，我们并不孤单，我们似乎畅游在一大群小分子中间，它们从我们刚刚拜访过的那个神经元里流出来，慌慌张张地游向我们正面对的神经元。几秒钟后，它们改变方向，回游到我们刚刚离开的神经元，可立即就被神经元吞噬了。这群分子被称为神经递质（neurotransmitter），它们来自若干分子种类，就像小信使一样。神经元利用这些分子穿过"峡谷"（更确切地说是突触间隙），彼此传递着信息。小分子群离开的细胞被称为突触前神经元（pre-synaptic neuron），接收小分子群的细胞被称为突触后神经元（post-synaptic neuron）。

神经元向突触释放这些化学物质通常是受到电刺激后的反应。负责接收神经递质的神经细胞在遇到这些化学物质时可以消极或积极地作出回应。神经细胞可以对其余电神经世界关闭自己，有点像细胞在发脾气（这个过程被称为抑制）。又或者神经细胞被电刺激，使得一个信号从突触前神经元传递到突触后神经元："我收到刺激，现在我有个好消息要传递给你。"然后，神经递质返回原细胞，这一过程被恰当地称为再摄取。当细胞吞噬了这些神经递质后，系统被重置并为另一信号做好准备。

当以 360 度观察周围的突触环境时，我们注意到，这个庞大、看似无止境的神经森林其实异常复杂。就以我们漂浮在其间的两个神经元为例，我们处在两个接点的中间位置。你可以想象如下景象：巨人之手将两棵大树连根拔起，然后旋转 90 度，将两棵树的树根相对，然后再将两个树根挤在一起，现在树根之间的景象就是你可以看到的大脑中两个相互作用的神经元之间的现实景象，而这还只是最简单的情况。通常情况下，成千上万的神经元像这样一个挨着一个地挤在一起，每个神经元都有一小包的神经"不动产"。支结构以大量不可思议的混乱分支形式构成了两个神经元彼此之间的连接，每个神经元身上有一万个连接点是很普遍的，而每个连接都由突触分开，突触也就是我们正漂浮其中的水峡谷。

仔细凝视这一水下的海马森林，我们注意到一些令人不安的变化。很像随着某种能释放化学气体的长笛摇摆的蛇一样，其中一些分支看起来像是在移动。偶尔地，某个神经元的末端会膨胀，体积大大增加。还有一些神经元的终端从中间裂开，就像一个分了叉的舌头一样，在只有一个连接点的位置建立了两个连接。电流以每小时 250 英里的速度，闪着电光"噼啪"穿行于这些移动的神经元之间，有一些离我们的潜艇非常近，电流通过时神经递质团填满了干状物之间的空间。

这时我们应该做的就是脱下鞋、弯腰蹲伏在潜艇里，因为我们已经到了神经"圣地"，刚刚观察到的是人脑的学习过程。

极端的重建

埃里克·坎德尔（Eric Kandel）[①]是首先发现学习进程中细胞基础的科学家，并在 2000 年因此获得了诺贝尔奖，他的一些重要发现会让诺贝尔都为之自豪。坎德尔发现，当人在学东西时，大脑中的通路发生了变化，"人类哪怕只是学习一条最简单的信息，也会涉及参与这一学习过程的神经元结构的物理改变"。广泛来讲，这些物理变化导致了大脑功能的组织和重组。真惊人！

---

① 1956 年毕业于纽约大学，一生效力于精神病学和生理学研究领域并获得杰出贡献。2000 年，埃里克·坎德尔与好友保罗·格林加德以及阿尔维兹·卡尔森共同获得了诺贝尔生理学或医学奖，因为他们在研究中发现了如何改变突触的效能，以及其中涉及哪些分子机制。——译者注

大脑在不断学习新东西，也在不断重新塑造着自己。

坎德尔首次在海参身上发现了这一事实。不过，很快他就发现，虽然拿人类与海参这种海洋生物相比可能不太合适，但是人类神经和海参神经都是以同样方式学习新东西的，且处在海参和人类之间的大量动物也是如此。坎德尔被授予诺贝尔奖的部分原因是因为他以思考的方式细致描述了几乎所有生物的思维过程。

当我们的潜艇在两个神经元之间的突触间隙闲荡的时候，我们看到了这些物理变化。当神经元处于学习状态时，它们膨胀、摇摆继而分裂，在一点断开连接，滑行到附近的一个区域，与那里的新邻居建立连接，还有一些原地不动的神经元只是增强了彼此间的电连接，提高信息传递的效率。只要想一想如下事实，就会让人头痛不已。此时此刻，你大脑深处大量的神经元像爬行动物一样移动着，蜿蜒滑行至新地点，一端处于膨胀或者分裂状态。也是因为这些，你才可以记住有关埃里克·坎德尔以及他和海参的实验。

不过在坎德尔之前，18 世纪的意大利科学家文森佐·玛拉卡尼（Vincenzo Malacarne）做过一系列令人吃惊的现代生物学实验。他训练一群鸟学会做复杂的动作，然后将它们杀死后解剖了这些鸟的大脑。他发现，这些鸟的大脑某一特定区域比未经训练的鸟类大脑同一区域有更广泛的褶皱图案。在 50 年后，达尔文注意到野生动物大脑与家养动物大脑之间也有类似的区别。野生动物的大脑要比家养动物的大脑大 15% ~ 30%。由此看来，寒冷、艰苦的环境迫使野生动物不断处于学习模式之中，将野生动物的大脑塑造得非常不同。

人类也是同样如此。我们经常能够观察到这种现象，从新奥尔良的柴迪科舞啤酒屋到纽约爱乐乐团的庄重殿堂，这两处都是小提琴演奏者聚集的地方。与不会拉小提琴的人相比，小提琴演奏者的大脑的确有些奇怪的地方。控制他们左手（需要在琴弦上做出复杂、精细的动作）的神经区域，看起来像是一直在吃高脂食物的暴饮暴食者，它们在不断增大、肿胀，与其他复合群丛错综交错；相比之下，控制右手（负责拉弓）的神经区域看起来似乎食欲不振，复杂程度也低得多。

大脑就像肌肉：你让它做的运动越多，它就变得越大、越复杂，而这是否意味着智力的提高则是另一个需要讨论的问题，但有一个事实不容置疑：人类在生活中所做的一切实际上都会改变大脑的样子。你可以通过演奏乐器或从事某项运动等来塑造或重塑自己。

需要装配

大脑这个奇异的生物是如何运转的？婴幼儿为我们提供了观察这个地球上最非凡建筑项目的前排座位，通过观察婴儿我们会发现大脑的一些秘密。每一个新诞生的大脑上应该贴有写着"需要装配"的标签。人类大脑，在出生时只有一部分被建造好了，在接下来的几年也还不能完全装配好。人类大脑最大的施工程序要到我们 20 岁出头时才能完成，一些微调要一直延续到 40 多岁。

婴儿刚出生的时候，他们的大脑有着和成年人大约相同数量的连接，但这种状况持续不了多久。儿童到了 3 岁时，他们大脑某些特定区域的连接已经增长了 2 ~ 3 倍。（这一现象让人们普遍认为，婴儿大脑发育是智力成功的关键之处，但并非如此。）这种增长也不会持续很久，因为大脑不久就将这些成千上万的小分支修剪了，儿童大约到了 8 岁时，大脑中连接的数量又回到成人的标准。如果孩子们无需经历青春期，故事到此也就应该结束了。而事实上，故事才刚刚讲了一半儿。

在青春期，整件事又重新开始，大脑中另一些完全不同的区域开始发展。你会再一次看到神经狂热地生长后又被愤怒地修剪回去，直到父母们开始考虑为他们上高中的子女筹集上大学资金问题的时候，孩子们的大脑开始（在某种程度上）以成年人大脑的样子安定下来，这个发展过程就像一个双峰驼。从连通性的角度来看，两岁孩子的大脑相当活跃，之后，十几岁青少年的大脑更加活跃。

尽管大脑的发育过程看起来像是一群细胞"军人"在前后衔接的形成过程中严格遵守着生长命令，但在大脑发育的混乱世界里，我们根本就观察不到任何接近军事精度的标准化事物，每个大脑的发育都不一样。也正是在这个不精确点，大脑发育遇到了另一条大脑定律。只要粗略地检查一下科学数据，我们就会发现人与人之间大脑的成长模式有着显著的差异。无论是研究幼儿还是青少年的大脑，我们都会发现不同儿童大脑的不同区域，其发展速度也各不相同。这种神经的狂热生长与修剪发生在不同人的大脑的不同区域，而且不同人之间神经的生长和修剪程度也各不相同。

当我看到妻子上学时的照片时，我会很快意识到这一点。她从小学到高中几乎一直与同一批人做校友（至今我妻子还与其中大多数保持联系）。虽然每次看照片时，我们都会为那时教师过时的发型大笑不止，不过我经常将注意力放在这群孩子当年的模样上，每次我总是难以置信地摇着头。

第一张照片是他们在小学一年级时拍摄的，照片上的孩子们几乎一样的年纪，但看起来却不像同龄人。有的孩子个子很小，有的个子很高；一些孩子看起来像成熟的小运动员，还有一些看起来好像才刚刚脱下纸尿裤；女孩子总是看起来比男孩子成熟。这个班级孩子们初中时的照片看起来更好笑，有些男孩子看起来好像从小学三年级以来就没怎么发育过，而另一些男孩子的脸上已经开始冒胡茬；有些女孩胸部平坦，没有曲线，看起来很像男孩，而有些女孩身材发育得已经十分丰满，富有曲线。

为什么我要提起这些呢？如果我们能有一双透视眼，可以看穿这些孩子们的头骨，我们可能会发现，这些孩子的大脑和他们的身体一样发展得不均衡。

詹妮弗·安妮斯顿神经元

我们带着一些预设电路出生在这个世界上，这些预设电路控制着一些基本功能，如呼吸、心跳，以及即使没有看到自己的脚也能明确知道脚在哪个位置的能力，等等，研究人员称其为"经验独立"通路。在人类出生时，大脑的部分神经建设项目还未完成，等待出生后由外部的经验来指导。这种"经验期待"通路涉及控制视力以及可能的语言习得能力区域。最后还有"经验依赖"通路，这个可以通过詹妮弗·安妮斯顿的故事进行解释。如果你有洁癖的话，可能要跳过下一段了。

准备好了吗？那我们开始了。一名男子躺在手术台上，头骨被打开，大脑部分暴露在空气中，此时他是有知觉的。但他之所以没有疼得大喊大叫，是因为大脑没有疼痛神经元，因此感觉不到针尖粗细的电极刺穿神经细胞的过程。该名男子正在接受一些神经组织的清除，依照手术的说法，是切除，因为该男子患有顽固并危及生命的癫痫症。突然，一个外科医生从口袋里掏出一张詹妮弗·安妮斯顿的照片给男人看，该男子大脑中的一个神经细胞兴奋起来，此时医生发出胜利的欢呼。

听起来是不是有点儿像 B 级电影？可这个实验却是真实的。我们提到的那个神经元之后对女演员詹妮弗·安妮斯顿的 7 张照片做出了反应，却忽略了其他 80 张照片，其中包括名人和非名人的照片。首席科学家基洛加（Quian Quiroga）说："当我们第一次发现一个神经元被詹妮弗·安妮斯顿的 7 张照片激发放电，而对其他任何事物没有反应时，我们（毫不夸张地说）高兴得从椅子上跳了起来。"在我们的脑袋里潜伏着一个神经元，只有詹妮弗·安妮斯顿才能刺激它。

詹妮弗·安妮斯顿神经元？怎么会这样？当然，在人类的进化史中没有证据表明詹妮弗·安妮斯顿是我们大脑通路的一个长期居民。（安妮斯顿在 1969 年以前还没出生呢，我们大脑某些区域的设计百万年以前就是这样的了。）更糟糕的是，研究人员还发现了哈莉·贝瑞（Halle Berry）[1]特定神经元，它是男性大脑中的一个细胞，对除了哈莉·贝瑞以外不管是安妮斯顿还是其他什么事物都不会有反应。研究人员还发现了只对比尔·克林顿有反应的神经元。这些发现无疑让研究者们在从事这类脑研究的过程中获得了乐趣。

欢迎来到"经验依赖"大脑通路的世界，在这里很多大脑不是天生就是很复杂的。像一个优雅、经过严格训练的芭蕾舞演员身体那样，我们的大脑某些部分天生就很灵活。

现在我们可以将世界上的大脑分成两类，知道詹妮弗·安妮斯顿或哈莉·贝瑞的大脑和那些不知道的大脑。这些知道她们的大脑和这些不知道这两位美女的大脑构造是不同的，这个看似可笑的观察背后有一个更大的概念：大脑对外部输入非常敏感，它们的实际结构取决于它们所处的文化。

即使是同卵双生的双胞胎，他们的大脑神经结构也不完全相同。思考一下这个思维实验：假设有两个成年的男性双胞胎，他们租了哈莉·贝瑞的电影回家看。这时，我们正在那艘漂亮的小潜艇内观察着他们的大脑。尽管他们在同一房间内，坐在相同的沙发上，但这对双胞胎眼睛与电视屏幕的角度稍有不同。我们发现，他们大脑关于影片的视觉记忆完全不同，部分原因是因为他们不可能从完全相同的角度观看影片。看了几秒钟的影片后，他们大脑的神经已经以完全不同的方式布线了。

双胞胎之一之前在杂志上看到了一篇批评动作电影的文章，贝瑞的大幅照片醒目地刊登在杂志的封面上。在观看录像的时候，他的大脑立刻找到了关于那本杂志的记忆。我们观察到，他的大脑正忙于对文章中的评论和电影进行比较，并且评定是否同意文章的评价。双胞胎中的另一个没有看到这本杂志，所以他的脑子里没有这些活动。尽管差别看起来很细微，但这两个大脑正在创建关于同一部电影的不同记忆。

---

① 奥斯卡史上第一位荣获影后的黑人女星，也是历史上第一位在007系列电影中的黑人第一女主角。——译者注

这是大脑定律的力量。学习导致大脑形态的改变，并且对于每个人来说，这些变化都是独一无二的。即使是具有相同经历的同卵双胞胎，他们的大脑也不是按照完全相同的方式布线的。你可以将整个事情都归因于经历。

你生活的街道

现在你脑中冒出来的问题也许是：如果每一个大脑都有别于其他大脑，我们还能了解这个器官吗？

这个嘛，是的，可以了解。大脑有几十亿的细胞，它们之间"电"的努力形成了可爱、美妙的你，或者它们以较低的复杂性形成了坎德尔的海参。所有这些神经都以同样的方式发挥着作用。每个人都有一个海马、一个脑垂体以及这个星球上最先进的电化学思想存储器——皮层。这些组织在每一个大脑中以相同的方式起着作用。

那么，我们又如何理解个性化呢？让我们来想象一条公路。美国有着世界上最广泛、最复杂的地面运输系统。关于"路"的说法也有很多种，从州际高速公路、收费公路、州公路到住宅区街道、单车道小巷以及土路，人脑中的通路也同样多种多样。人类大脑中有类似大型州际高速公路、收费公路、州公路的神经网络。这些"主干"在人和人之间都是相同的，在你我之间起作用的方式也都是一样的。因此，大脑的许多结构和功能都是可以预见，这些结构和功能，让"科学"这个单词可以连接在"神经"后面，使像我这样的人有了活儿干。这种相似可能是我们前面谈到的双峰发展计划的最终结果，那就是经验独立通路。

在谈到人脑中的小路时——这些相当于人脑中的住宅区街道、单车道小巷和土路的通路，个体模式开始显现。每个大脑中都有很多这样的小通路，并且没有两个人的大脑中这些小通路是完全相同的。个性是在非常小的水平上显现的，不过因为人脑中这些小通路众多，涓涓细流汇成海洋。

证明每个人大脑的塑造方式都是不同的，是一回事；说到这种不同的塑造方式会影响到智力，是另一回事。两类科学家，行为理论家与神经外科医生，对此问题提出了不同观点。行为理论家相信有 7 ~ 9 类的多元智能。神经外科医生也相信存在多种多元智能，不过他们认为可能有几十亿类的多元智能。

让我们来认识著名的霍华德·加德纳（Howard Gardner）先生，他是众人皆知的心理学家、作家、教育家以及多元智能理论之父。加德纳曾大胆地表明，人类的心理能力是多方面的，不能归结为简单的数值测量。他抛弃智力测验的想法，试图重新界定人类智力技能问题。和在城市丛林探索的珍妮·古道尔（Jane Goodall）①一样，加德纳和他的同事们观察人们在学校、工作场合，玩耍时、生活时的真实学习行为，注意到人们每天使用的智力才能的种类，这些才能并不都被确定为"智能"，当然也无法通过智力测验来衡量这些才能。经过长时间的思考，他出版了《智能的结构》（*Frames of Mind*）一书，在其中公布了他的调查结果。这引发了一场爆炸性的辩论风暴，一直燃烧至今。

加德纳认为，他已观察到至少 7 种类型的智能：言语 / 语言智能、音乐 / 节奏智能、逻辑 / 数理智能、视觉 / 空间智能、身体 / 动觉智能、人际关系智能以及自知 / 自省智能。他称这些能力是了解人类心理内部运作的"入口"。这几种能力并不总是相互交叉，加德纳曾说过："如果我知道你很擅长音乐，但我不能依此推测你在其他事情上是否擅长。"

一些研究人员认为加德纳是依靠自己的观点而不是科学数据得出了上述结论，但没有一个批评者抨击"人类智能是多方面的"这一基本论点。迄今为止，加德纳的努力是学者第一次认真尝试为人类认知提供一种替代数值测量的描述办法。

---

① 英国动物学家，1957年跟随人类学家李奇博士（Louis Leakey）到东非的坦桑尼亚进行野生黑猩猩研究。1960年，她独自在冈贝国家公园，开始长期的研究计划。她最重要的成就是发现黑猩猩会制作并使用工具。这种行为过去被认定为是人类与动物的区别所在。——译者注

大脑映像

智能的种类可能超过 70 亿，约和世界人口总数相当。通过观察，熟练的神经外科医生乔治·奥杰曼（George Ojemann）检查一位 4 岁女孩裸露大脑的过程，你可以对此有所理解。一头白发的奥杰曼有着一双锐利的眼睛，是一个冷静的学术权威人士，几十年来，在手术室里见过了无数的生生死死，也是我们这个时代最伟大的神经外科医生之一，同时他还是电刺激测绘技术方面的专家。

他站在一个患有严重癫痫症的女孩身旁，女孩神志完全清醒，大脑裸露在空气之中。奥杰曼要切除女孩一些失常的脑细胞，在从女孩头颅中取出任何东西以前，他必须绘制一张脑谱图。他手里拿着的是一根连接着电线的白色细长棒，这是一个大脑皮层刺激器，它对接触到的物体发射出微弱、不明显的电击。如果它碰到你的手，你只会觉察到非常轻微的刺痛。

奥杰曼用棒的一端轻轻触碰女孩大脑的一个区域，然后问她："你感觉到了什么？"女孩朦胧地回答道："有人碰了我的手。"奥杰曼将一张小纸片放在了大脑该区域；随后他又用棒触碰到了另一点，女孩大叫，"有人摸我的脸"，他在这一区域放上了另一张小纸片。这一问一答持续了几个小时。像一名神经制图者，奥杰曼在绘制这个小病人大脑的各种功能图，并且特别留意接近患者癫痫组织的区域。

这些是对小女孩运动技能的测试。癫痫组织往往令人不安地毗邻重要语言区域，其中的原因人们还不是很清楚。所以奥杰曼也特别关注涉及语言处理的区域，留意文字、句子和语法概念都存储在大脑的什么位置。这个小女孩碰巧是个西班牙语、英语的双语儿童，所以对西班牙语和英语重要的语言区域必须被绘制出来。标记为"S"的小纸片被放在西班牙语存储的区域，标记为"E"的小纸片放在存储英语的区域。奥杰曼对所有接受这种类型手术的病人都作了这项艰苦的工作，为什么要这样做呢？答案令人震惊，因为他必须绘制出每个个体大脑的重要功能区域，因为他不知道他们的这些功能都位于大脑的什么位置。

奥杰曼在手术之前无法预测大脑某个精确区域的功能，是因为世界上没有两个完全相同构造的大脑。每个大脑不仅在结构上存在不同，在功能上也是不同的。例如，我们每个人大脑中存储语言的区域是不同的，从名词到动词再到语法，我们利用大脑的不同区域存放语言的不同成分。双语人群甚至不在相似的地方存储两种语言。

大脑的这种个性化让奥杰曼着迷很多年。他曾经将多年来自己手术过的117例病人的脑谱图组合在一起观察。在一个区域，他发现了大多数人关键语言区（或称为CLA）的所在，这里的"大多数人"是指117名病人中的79%。

电刺激测绘获得的数据可能是对大脑的个性化的最引人注目说明。但是奥杰曼还想知道，这种差异在人的一生中有多稳定，某些差异能否预测智力能力。他找到了两个有趣的答案：首先，脑谱图自幼时就已建立，并自始至终保持稳定。奥杰曼发现，即便某个病人两次手术相隔了一二十年，专属于关键语言区的区域还是专属同一关键语言区。他还发现，关键语言区的某些模式能够预测语言能力，至少是术前语文IQ测试的语言能力。如果你想擅长某种语言（或至少在测试中取得好成绩），那就不能让关键语言区位于颞上回，否则你的语言表现会相当差。

此外，要确保整个关键语言区的模式有个小且相当集中的覆盖区。如果该模式非常分散，你的语言成绩会相当低。这些发现非常有说服力且和年龄无关，并已在下至幼儿园的小朋友上至艾伦·格林斯潘（Alan Greenspan）①这样的老年人中得到印证。

不仅每个人的大脑布线各不相同，而且这些神经差异，至少就语言来说，能够预测能力。

① 1926年3月6日生于美国纽约，美国联邦储备委员会前主席，到2006年1月31日卸任为止，格林斯潘担任美联储主席一职达18年5个月20天。——译者注

一些想法

鉴于这些数据，我们现在所建立的期望每个大脑与其他大脑以同样的方式学习的学校系统有什么意义？在商业领域，特别是在充斥着各种文化经验的全球经济条件下，以同样方式对待每个人是否有意义？这些数据为我们应该如何教育孩子，以及孩子长大找到一份工作后，我们又应该如何对待作为雇员的他们，提供了强烈的启示。我对现有的学校系统有几点担心：

（1）现行的教育体制是建立在一系列期望的基础上的，它希望一定的学习目标应该在一定的年龄达到。然而，没有理由怀疑大脑会重视这些期望，同龄的学生显示出了很大的智力差异。

（2）儿童的这种智力差异会深深影响学生的课堂表现，对此已经有相关测试证明。例如，10%左右的学生在我们期待他能够阅读的年龄时大脑的布线还没有完全布置好，这时他们还不能阅读。简单地基于年龄的同步教育模式，最终只能产生一个与脑生物学不匹配的适得其反的结果。

对此，我们能做些什么呢？

小规模班级

人们早就认识到，在其他所有条件等同的情况下，规模较小、师生关系更亲密的学校，与规模大、教室大的学校相比，可以创造出更好的学习环境。大脑定律可能有助于解释为什么小规模的更好。

鉴于每个大脑都是不同的，能够读懂学生心灵的能力是教师手中的一项利器。大家可能还记得我在前面"生存"一章中讲到的，心理理论接近于读心术，是人类最可能获得的能力。心理理论被定义为：能够理解别人内在动因的能力，以及基于已掌握的知识构建一个可预测的"他人心理如何运作的理论"的能力。这种能力使教师得以访问学生的内心世界，使教师能够及时了解学生在什么时候对知识还存在困惑，以及学生在什么时候对知识已经完全掌握。它还给敏感的教师以宝贵的反馈意见，了解他们的教授是否正在转化为学生的学习，它甚至有可能说明教师这种敏感性的程度。如今我相信，掌握先进心理理论技能的人，是成为信息有效传播者的一个最重要的因素。

学生在不同时间以不同程度理解复杂的知识，一个老师只能留意数量有限的学生的心理活动，所以一个班级的学生数量必须有所限定，当然越小越好。小规模班级预示着学生较好的表现，这里的原因很简单，因为老师可以更好地留意班级中每一个学生，这也意味着掌握了先进心理理论技能的老师有可能成为一位好老师。如果是这样，现有的心理理论测试就可以像迈尔 - 斯布里格斯性格测试（Myers-Briggs personality tests）那样被用于区分好老师和不合格的老师了，或者它也能帮助人们考虑是否可以选择教师作为自己的职业。

个别教学法

这又与那个提倡在一个年级实行更多个性化教学的古训有什么关系呢？这个劝告是建立在一些坚实的脑科学理论基础上的。研究员卡罗尔·麦克唐纳·康纳（Carol Mcdonald Connor）正在做的研究，是我所见的第一个有能力迎面处理人脑存在的这些差异的研究。她和同事把一个标准的阅读教学方案与一个聪明、全新的电脑程序 A2i 相结合。该软件采用人工智能技术，能够确定用户阅读能力所处的水平，然后适应性地选择练习来训练学生，以弥补学生存在的任何不足。

当该程序被用在标准阅读课上时，取得了广泛的成功。学生使用这个程序越多，他们考试分数就越高。有趣的是，该程序在与正常的阅读教学结合使用时，它产生的影响十分巨大。单独的教师教学或者单独的程序使用效果都不这么明显。当老师以正常方式给学生授课时，由于学生智力发展的不均衡，他们的学习会出现差距。如果放任不管，这些差距将会导致一些学生的学习成绩越落越远，那么一个正常而可怕的影响就是：学生不能理解并掌握教师的教学内容。该软件可以确保这些差距不会被放任不管。

这就是未来教育的发展趋势吗？因材施教的个别化教育并不是一个新理念。使用代码代替人工教学也不是什么革命。但将两者结合在一起却可能是一个绝妙的组合。我希望脑科学家和教育学家一起进行一项"三管齐下"的研究：

（1）以先进的心理理论技能对教师以及未来的教师进行评价，用四个主要测试中测量同理心（empathy）①的方法对他们进行测试。以统计学的方式，确定教师的这种能力是否会对学生的课堂表现产生影响。

（2）为不同年级、不同科目开发适应性软件，实验它们的效果。推广那些与康纳刊登在《科学》杂志上的实验工作方式类似的软件。

（3）以不同组合形式测试以上两种想法。增加师生比例分别是典型和优化情况时的几种混合环境，然后比较结果。

这么做的原因很简单，因为你不能改变这样一个事实，即人类的大脑都是不同的。每个学生的大脑，每个员工的大脑，每个客户的大脑都是以不同方式塑造的，这就是大脑定律。你要么接受它，要么忽略它。目前的教育体制选择了后者，这对我们非常不利。旧的体制应该被拆除，并重新设想新的体制，要以曼哈顿计划②的规模为决心建立个别化教学。除了其他事项之外，我们最有可能完全拆除的是以年龄为基础的年级结构。

公司也可以尝试运用心理理论来选拔领导人，连同"大规模定制的"方法一道区别对待每一个员工。我敢打赌，很多公司会发现，在他们单位就有一个伟大的篮球运动员，但是他们却让他去打棒球。

---

① 心理学词汇，一种想象自己处于他人的处境，并理解他人的情感、欲望、思想及活动的能力。——译者注
② 是第二次世界大战期间美国陆军自1942年起开发核武器计划的代号。亦有译作曼哈顿工程、曼哈顿项目。——译者注

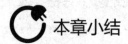 本章小结

定律 3
每个大脑都不同

● 日常生活中你做了些什么，学习了什么会实质性地改变你的大脑——你的所学所做对大脑进行了重新塑造。

● 大脑的各个区域在不同人之间以不同的速度发育。

● 没有两个大脑以同样的方式，在同一地点储存相同的信息。

● 我们的智能表现在各个方面，其中许多是不能通过智商测试来揭示的。

Brain
Rules

attention
注意

！

＃定律**4**＃
大脑不关注无聊之事

! 有一天，大概早上 3 点左右，我突然被起居室墙壁扫过的手电筒光惊醒。借着月色，我看到一个身着风衣、身高 6 英尺左右的年轻男子的身影，他手里抓着一只手电筒，正在我的房子里四下翻动。他的另一只手里拿了一个金属家伙，闪着银色的光。当困倦的大脑被即刻、剧烈地唤醒后，我意识到，我的家被一个比我年轻、块头比我大的人打劫了，而且他还有枪。我的心脏狂跳不止，两个膝盖不停地颤抖，悄悄爬向电话，迅速报警，并打开了灯，冲到孩子们的卧室外保护他们，当时我还在祈祷。仿佛有奇迹发生一般，一辆警车就在附近，在我挂上电话不久它已经响着警笛出现在我家门口了。这一切都发生得太快，意欲抢劫的匪徒将车扔在我家的车道里打算逃跑，发动机还在转着，但很快就被逮到了。

这一经历只持续了 45 秒，但这一切无法消除地刻在我的记忆里，从那个青年男子大衣的轮廓到他手中枪的形状。

如果我们能够集中注意力，这对学习有作用吗？简短的回答是：有！我的大脑被完全激起，只要还活着，我就永远不会忘记那个经历。大脑对某一特定刺激越集中注意力，关于这个刺激物越详细的信息就会被大脑编码并保留。这对你的员工、学生、孩子都具有启发性。注意力和学习之间的密切联系已在远至 100 年前近至上个星期的课堂研究中显现。内容都是一致的：无论你是一个热切的学龄前儿童还是厌烦无聊的大学生，良好的注意力总是对应着良好的学习，它改善了个体阅读材料的记忆，改善了写作、数学、科学方面的准确性和清晰程度，总之对我们的每个学术类别都有所改善。

于是，在我上过的每堂课上，我都会问这些大学生："假设某个课程有一定的趣味性，不太乏味也不过于刺激，你们在什么时候开始看表，开始想什么时候会下课这个问题？"每次讲台下的学生总是表现出紧张的神情，支支吾吾的，或者几张笑脸，然后就是沉默。最后有人脱口而出：

"10分钟，梅迪纳博士。"

"为什么是10分钟？"我问道。

"10分钟的时候我开始走神，开始想这种折磨什么时候是个头儿。"

这样的评论对老师来说是一个巨大的打击，大学里的一堂课可是有 50 分钟啊！

同行的一些研究证实了我的一个非正式调查：在一个典型的讲座上，第一个一刻钟过去以后，已经有人开始走神儿。如果说，在一个讲座上保持听众的注意力是一项生意的话，那么这项生意将有 80% 的可能性会失败。在这个 10 分钟的分界点究竟发生了什么，竟然引起了这么大的麻烦？没有人知道。我们的大脑似乎是根据一些顽固的时间模式在做出选择，这无疑受到文化和基因的影响。

这一事实说明了教学、商业面临的当务之急是找到一种方式，来吸引别人的注意力并将这注意力维持在一段特定的时间内。但该怎么做呢？要回答这个问题，我们需要探索神经王国的某些复杂片段。我们将研究非凡人类的注意力世界，这包括当我们把注意力转向某些事情的时候，我们大脑中发生了什么。我们还要讨论情绪的重要性，以及多任务处理神话。

请大家注意一下

当你在阅读这一段落的时候，此时，你大脑中数以百万计的感觉神经元同时被激发，它们都携带着信息，每一个感觉神经元都在试图抓住你的注意力。然而只有少数能够成功突破以引起你的察觉，其余的或部分或全部地被你忽略掉了。令人难以置信的是，你可以轻松地改变这种平衡，毫不费力地给以前忽略的许多信息发个信号。（你还在读这句话吗，你能感觉到胳膊肘在哪儿吗？）那些抓住你注意力的信息被连接到记忆、兴趣和知觉中去了。

记忆

我们对什么事情、事物关注，往往受到记忆的深刻影响。在日常生活中，我们用以往的经验预测我们应该注意什么。不同的环境带来不同的期望，这在科学家贾雷德·戴蒙德（Jared Diamond）的著作《枪炮、病菌和钢铁》（*Guns，Germs，and Steel*）一书中有深刻阐述。书中描写了一次与当地土著居民穿越新几内亚丛林的冒险。他讲道，这些土著居民往往在执行那些西方人从小就开始训练的任务时表现不佳，但他们一点儿也不笨，他们能够察觉到丛林中最微小的变化，他们擅长跟踪猎物，善于找到回家的路，他们知道该躲避哪些昆虫，知道在哪里可以找到食物，他们可以轻松搭建或拆除一处栖息之所。戴蒙德从来没有在这些地方生活过，也就没有能力注意到这些事情。如果用这些任务考考他，他的成绩肯定十分糟糕。

即使在自然生态环境类似的情况下，文化对人类注意力的影响也很重要。例如，亚洲的城市人十分关注视觉景象的背景，对前景目标和背景之间的关系也十分关注。美国的城市人则不同，他们关注背景前的焦点项目，而对背景的感知要弱得多。这种差异可能会影响观众如何认知某一特定的商务营销报告或学校讲座。

兴趣

令人高兴的是，还有一些与文化无关的共同性。例如，我们很早以前就知道"兴趣"或"重要性"与注意力密不可分，研究人员有时称之为"觉醒"。到底它与注意是如何关联的仍然是个谜。兴趣能否引起注意力呢？我们知道，大脑不断扫描感官视野，不断评估事件潜在的兴趣或重要性，对重要的事件给予额外的注意力。这个过程反过来是否会发生，注意力可否引起兴趣？

营销专业人士就有此想法。他们早就知道，那些不寻常、不可预测、独特的新刺激是引人注目的有效方式。一个著名的例子就是索查龙舌兰酒的平面广告，其整幅广告上就只有一个老头形象，他又老又脏，胡子拉碴，带着宽沿帽，咧嘴笑着，露出嘴里面唯一的一颗牙齿。广告中老头嘴的上方印着："这个人只有一个牙洞。"嘴的下方用更大的字体写着："生活是苦涩的，您的龙舌兰酒却不是。"与大多数用穿着暴露、20多岁的年轻人在派对上跳舞的创意营造的龙舌兰酒的营销策略相比，这幅广告非常有效地引起了人们的兴趣。

知觉

当然，因为某个事物就要抓住我们的注意力了，所以我们必须觉察到它。你能想象得出研究这种稍纵即逝的概念将有多难。我们不知道意识的神经位置，只是粗略地定义为：知觉所处的心理的部分地方。（大多数资料表明，几个系统分散在大脑的各个地方。）在完全理解注意力后的生物学内容之前，我们还有很长的一段路要走。

奥利弗·萨克斯（Oliver Sacks）是第一位临床研究意识的著名医生，他是一个快乐的英国神经学家，一个了不起的讲故事的人。他经历的一个最有趣的临床病例最早出现在他的畅销书《错把太太当帽子的人》（*The Man Who Mistook His Wife for a Hat*）中。萨克斯描述了他照顾的一个迷人的老妇人，她聪明、口齿伶俐并有天生的幽默感。她大脑后部的区域遭受了一次严重中风，导致她某些能力异常缺失，因而失去了注意到身体左侧事物的能力。她只能拿起处于视野右半部的物体，只能在脸的右侧涂口红，也只能吃餐盘右半侧的食物。这使她总是向医院护理员抱怨她的食物太少了！只有当把盘子转个方向，原来位于餐盘左侧的食物才能进入她的视野，这样她才能吃饱。

这样的数据对医生和科学家来说都非常有用。当损伤发生在大脑的某一区域时，我们知道，观察到的患者任何异常行为一定与该区域的功能有某方面的联系。通过检查大量像萨克斯遇到的这种患者，科学家们逐渐形成了大脑如何注意某种事物的一些观点。大脑可以大致分为两个具有不同功能的半球，中风可能在任何一个半球发生。西北大学的马塞尔·梅素拉姆（Marcel Mesulam）发现，每个半球都有各自视觉注意力的"聚光灯"。左半球的小，只能注意到视野右侧的物体，但右半球的"聚光灯"是全球性的。根据马塞尔的研究，左侧半球的中风破坏性相对较小，因为右侧半球会被迫协助人们看东西。

当然，视觉只是引起大脑集中注意力的一个刺激。只要在房间里有难闻的气味，或者制造出巨响，这些都会转移人的注意力。此外，我们还将注意力密切集中在内在的心理活动上，反复思考内心事件，并用全部的注意力一次又一次地感受它，而这些都没有明显的外部感觉刺激。当我们将注意力转移到某件事情上的时候，我们的脑袋里到底发生了什么？

紧急警报

30 年前，一个名叫米歇尔·波斯纳（Michael Posner）的科学家推导出一个关于注意力的理论，该理论至今仍然很流行。波斯纳的科研生涯开始于物理学，他大学毕业后进入波音飞机公司工作。他的第一个重大研究贡献是找到了如何使商用飞机发动机的噪声不那么恼人的方法。由于他的努力，即使尖叫的涡轮机离你耳膜只有几英尺远，你也可以享受相对安静的空中旅程。他在飞机上的工作致使他想知道大脑是如何处理各种信息的，这促成了他的博士研究工作，并让他产生了一个有力的想法。他的理论有时被戏称为"三位一体模式"，波斯纳假设，我们之所以注意到某些事情，是因为我们大脑中存在三个可分但又可以被完全整合在一起的系统。

一个愉快的周六早晨，我和妻子坐在露台上，看到一只知更鸟正在我们的水盆里饮水，突然，我们听到头顶上方传来"嗖嗖"的响声。仰起头，我们看到一只红尾鹰的身影，它像一道闪电从附近一棵树上俯冲下来，紧紧抓住了那只无助的知更鸟的喉咙。当那只猛禽在离我们不足 3 英尺的地方掠过的时候，知更鸟的血液飞溅在我们的桌子上。我们的早晨以悠闲的早餐开始，以真实世界野性的残酷提醒而结束，被震惊得一句话也说不出来。

在波斯纳的模型中，大脑第一个系统的功能很像博物馆保安人员的两部分工作内容：监视和戒备。他称其为报警或唤起网络，它监测感官环境中任何异常的活动。这是我们大脑对世界的一般水平的关注，这种情况被称为内在警觉。我和妻子边喝咖啡边观察知更鸟的时候就在利用这个网络。如果系统侦测到不寻常的东西，如鹰俯冲下来的嗖嗖声，它立刻拉响全脑都可以听到的警报，这时内在警觉转变成具体的注意，即所谓阶段警觉。

报警后，我们将注意力调整到出现的刺激上，同时激活第二个网络。我们将头转向刺激物，竖起耳朵，也许走向（或离开）某物。这就是为什么我和妻子立刻将头转离知更鸟，留意越来越近的鹰的影子。其目的是为了获得有关刺激的更多信息，让大脑决定要怎么做。波斯纳称之为定向网络。

第三个系统，执行网络，控制人"噢！我的天哪！现在我该怎么办"的行为。这可能包括：确定优先事项，计划逃走，控制冲动，权衡行动后果，或者转移注意力。对于我和妻子来说，我们的反应是震惊得一句话也说不出来。

由于这三个网络的存在，我们有了侦测到新刺激的能力，将注意力转向刺激的能力，以及根据刺激的性质决定要怎么做的能力。利用波斯纳模型可以预测大脑的功能和注意力，而这种预测是可以验证的，这个模型带来了一些神经病学的重大发现。自那以后，数以百计的行为特征又被发现，其中四种有很强的实践潜能：情感、意义、多任务和时机。

（1）情感得到我们的关注

与中性事件相比，人们往往更容易记起那些引起情绪反应的事件。

虽然这个观点看起来是显而易见的，但是要科学地证明这一点却很难，因为至今科学界还对究竟情感是什么这一问题争论不休。目前学者研究的一个重要领域就是情感对学习的影响。情绪冲击事件（emotionally competent stimulus，ECS）是目前学者所衡量过的外部刺激中大脑处理最精细的一类刺激。情绪冲击事件在我们记忆中的停留时间更长，而且与中性事件相比，能被更精确地回忆起来。

这一特点在电视广告已被广泛使用，影响巨大，但有时也带有极大的争议，让我们来看一个大众帕萨特汽车的电视广告。该广告以汽车中谈话的两个男子开始，他们之间正进行着一场温和的辩论，内容是关于他们中的一个人在讲话中过量使用"like（喜欢）"这个词。随着争论的继续，观众注意到车窗外，另一辆汽车呼啸着向他们冲了过来。那辆车猛地撞在这两个男人的车上，尖叫声、玻璃破碎的声音充满了画面，快速切换的镜头显示两个男人在剧烈的冲击下在车里上下颠簸着，而他们的车已经变成了一堆扭曲的金属。接下来的镜头出现的是，两个男人站在撞毁了的大众汽车外，满脸难以置信的表情。在众所周知的大众标志背景下，一段扭曲的文字闪烁在屏幕上："安全发生了。"广告以另一辆完好无损具有五星级侧面碰撞安全评级的帕萨特轿车结尾。这个广告时长30秒，令人难忘，甚至令人不安，它具有这些特点，是因为它的核心是一个情感刺激物。

这些情感刺激物在我们大脑中是如何起作用的？这涉及前额叶皮层，这个人类大脑独有的部分，它支配"执行功能"，如解决问题、保持注意力以及抑制情感冲动等。如果将前额叶皮层比喻为董事会主席，那么扣带回就是其私人助理。助理为董事长提供某些过滤功能，并协助与大脑的其他部分保持联系，尤其是与帮助创造和维持情绪的杏仁核的联系。杏仁核中充满了神经传递素多巴胺，杏仁核使用多巴胺的方式与办公室助理使用随意贴便条纸一样。当大脑检测到引起情绪冲击事件后，杏仁核向系统中释放多巴胺。由于多巴胺大大有助于记忆的形成和信息处理，可以说这个多巴胺随意贴上面写的是"记住这个！"让大脑给某些特定信息贴上一张方便的随意贴，这就意味着该信息将会被大脑更加有力地处理，也就是说这条信息将会被大脑牢牢记住。这是每个教师、父母和广告公司经理正想要的。

情绪冲击事件可以分为两类：一类是体验**完全不同**的事件，另一类是体验**完全相同**的事件。

当我母亲生气的时候（这种情况很少见），她会去厨房，洗在水槽里找到的锅碗瓢盆，故意将它们碰在一起，弄出非常大的声音。噪音向整个家庭（如果不是整个街区）宣布了这样一个信息，妈妈因为某件事情生气了。直到现在，每当我听到锅碗瓢盆碰在一起发出很大的声音时，我就会感受一种情绪刺激，一种稍纵即逝的"现在你有麻烦了"的感觉。而我妻子的母亲从来没有用过这种方式表达愤怒，所以她不会将锅碗瓢盆弄出的噪声与任何情感的事情联系在一起。锅碗瓢盆碰在一起的叮当声是我独特的情绪刺激。

那些人们普遍具有相同体验的刺激直接源于我们的进化过程，所以它们有很大的潜力可以用于教学或商业活动。毫不奇怪，它们遵循严格的达尔文威胁和能源理论。不管你是谁，大脑对以下问题都非常关注：

"我能吃它吗？它会不会吃我？"

"我可以与他交配吗？他会不会与我交配？"

"我以前见过它吗？"

我们那些没有完全记住危险经历或者没有获得足够食物的祖先，不会活得足够长久以传递他们的基因。人类大脑中有许多专用系统，专注于生殖机会和危险的识别。（这就是为什么抢劫故事能引起你的注意，以及为什么我把它放在本章的开头。）我们也是极好的模式匹配者，不断评估我们的环境以寻找相似之处，并且我们更容易记住那些我们认为过去曾经见过的东西。

迄今为止制作最精良的一则电视广告，运用了以上所有的三个原则。斯蒂芬·海登（Stephen Hayden）在 1984 年制作了推介苹果电脑的商业广告。该广告赢得了那一年所有的主要广告奖项，为超级碗（Super Bowl）[①]的广告又设定了一个新标准。广告从一个沮丧沉闷的大礼堂开始，礼堂里都是穿着一样衣服、动作如机器人一般的男人。广告借鉴了 1956 年拍摄的电影《1984》[②]中某些内容，礼堂里的男人们盯着一个电视大屏幕，荧屏上是一个男人的大脸，嘴里滔滔不绝地讲着些陈词滥调，如"信息净化！"和"统一思想！"之类的。礼堂的男子们像僵尸一样吸收着这些信息，然后镜头转向一名穿着运动装的年轻女子，手里拿着一把大锤，正全速向礼堂奔跑。她穿着红色短裤，这一抹红色是整个广告中唯一的颜色，跑到中间的过道，将手中的大锤使劲扔向正在播放着的屏幕。在一阵闪耀的火花和刺眼的亮光中屏幕爆炸了。电视屏幕上出现下列文字："1 月 24 日，苹果电脑将推出麦金托什系列个人电脑，你会看到为什么 1984 年不像电影《1984》。"

广告所运用的要素起了作用。没有什么比乔治·奥威尔（George Orwell）在《1984》中所描写的极权社会更让崇尚言论自由的国家感到具有威胁的了。片中通过运动短裤表现出来性别的魅力，不过广告片也带来某方面的扭曲，让人感觉 Mac[③]是女性，所以……IBM 一定是男性。在女性被赋予权力的 20 世纪 80 年代，性别战争的高声声明突然出现在舞台的中央，模式匹配也比比皆是，因为很多人读过小说《1984》或看过这部电影。此外，那些真正了解计算机的人将此广告与 IBM 公司联系到一起，该公司通常被称为蓝色巨人（Big Blue），因为它那支身着西服的销售队伍。

① 世界上最具商业价值的比赛，是美国职业橄榄球的最高赛事，也是美国一年之中最多人收看的电视节目，插播广告的费用也是最贵的，一个 30 秒的广告,Fox 电视台的收费是 270 万美元。——译者注
② 改编自乔治·奥威尔的科幻小说，描述在 1984 年的时候，大洋国由老大哥统治。他采取全面的监控，每个人都变得毫无隐私可言。——译者注
③ 麦金托什系列个人电脑，是苹果电脑中一系列的个人电脑。——译者注

（2）细节之前的意义

大多数人都记住了这则商业广告的情绪渲染，而不是广告中的每一个细节。这其中的一个原因是，与一段经历的其他内容相比，大脑更好地记住了该经历情绪部分的内容。例如，我们可能会忘记所经历的一起轻微交通事故的细节，但却生动地记得当时试图将车开到路边避免不幸进一步发生时的恐惧。

研究表明，情绪唤起将人的注意力集中在一个经历的"要点"身上，而忽视了周围的细节。许多研究人员认为这是记忆通常的工作方式——记录我们经历的要点，而不是逐字地记录细节。随着时间的推移，我们对要点的回忆总是胜过对细节的记忆。这意味着我们的头脑中往往充满了概念、事件的概括性影像，而不是日渐退色的细节。我深信，美国人喜爱智力竞赛节目，如《电视大问答》，是因为我们被这些不同寻常的人弄得神魂颠倒，他们竟然可以将大脑的记忆方式逆转。

当然，在职场和学校，细节知识往往是制胜的关键。有趣的是，我们可以以我们对要点的这种依赖为基础，找到如何记住某一经历细节的策略。20世纪80年代一位大脑科学家和餐馆服务员之间一系列偶然的碰面让我们知道了这些。

看 J.C. 为顾客点菜就像看肯·詹宁斯（Ken Jennings）参加《电视大问答》的游戏。为顾客点菜的 J.C. 在点菜单上什么也没有写，但他却从来没有错过。想一想每份菜谱大约为每名顾客提供了多达 500 种可能的食物组合（主菜，小菜，沙拉酱等），J.C. 如何做到不出错的，这真是一个了不起的成就。J.C. 的纪录是，连续为 20 名顾客点菜而没有出现一例错误。科罗拉多大学的脑科学家安德斯·埃里克森（Anders Ericsson）经常光顾 J.C. 工作的餐馆，注意到 J.C. 的技能非比寻常，并询问 J.C. 是否愿意接受研究。J.C. 成功的秘诀在于他调配了一个强大的组织战略，每次点菜时，他总是先将顾客的菜单分门别类，然后用字母系统为每位顾客的每个菜单编码。比如对沙拉酱调料来说，蓝纹奶酪一直用"B"表示，千岛酱用"T"，等等。菜谱上的其他内容也用这种方式编成代码，然后他将这些字母分配给每位顾客，与顾客的脸对应起来，并且记住了自己的这种分配方案。通过创建要点层次，他可以轻松地记住每个细节。

J.C. 的策略运用了脑科学界众所周知的原则：记忆可以通过创造概念之间的联系而得到提高。这个实验已经做了上百次，每次都得到相同的结果：那些按逻辑结构组织，形成层次结构的单词要比随机组织的单词更容易让被试记住，被试对那些有组织的单词通常能多记住 40% 左右。这一结果至今仍令科学家困惑。将需要记忆的数据点之间嵌入联系，意味着需要记忆的项目数量的必然增加。学习清单上需要记住更多的内容，应该使学习变得更加困难才是，但这恰恰是没有在实验中显现的结果。如果我们能从词意上将几个词汇之间建立起联系，我们可以更容易地回忆起细节。意义决定细节。

约翰·布兰斯福德（John Bransford）是一位才华横溢的教育家，著有颇受欢迎的《人是如何学习的》(*How People Learn*)一书。某天，有人向他请教一个简单的问题：在某一学科中，有什么方式可以区别新手与专家？布兰斯福德思考后最终发现了六个特征，其中之一与我们的讨论有关："知识不仅仅是其相关领域的一系列简单事实和公式的汇总，相反，某一领域的知识是围绕一个核心概念或'大观点'组织的，这一核心概念或者大观点指导了这一领域的思想。"

无论你是服务员还是脑科学家，如果你想理解记住某些项目，请不要从细节开始，先从核心理念出发，并按照层次方式，形成围绕这些较大概念的细节。

（3）大脑不能从事多任务处理

当说到"集中注意力"的时候，我想说多任务处理是一个神话。大脑自然而然地按顺序将注意力集中在概念上，一次只能注意一件事。起初这听起来令人费解，因为在某些情况下大脑的确在进行着多任务处理。比如，你可以一边走路一边说话；在你读书的同时，大脑控制着你的心跳；钢琴家可以左手、右手同时演奏一件作品等。这就是多任务处理。不过，我现在谈的是大脑集中注意力的能力，这种能力在学校表现为当你试图听进去一堂无聊的讲座时你强行部署的资源；在工作中表现为大脑在一个乏味的报告会上走神时的活动。这种注意能力无法进行多任务操作。

最近，我受一个朋友之托，帮助他读高中的儿子辅导功课，这段经历我永远不会忘记。当我走进他房间的时候，埃里克（朋友的儿子）已经在笔记本电脑上忙活了约半小时。一个苹果 iPod 挂在他的脖子上，耳机传出汤姆·佩蒂（Tom Petty）、鲍勃·迪伦（Bob Dylan）、绿日乐队（Green Day）的歌声，他的左手条件反射地打着拍子。笔记本电脑的屏幕上至少开了 11 个窗口，其中包括两个即时通信窗口，同时与聚友网上的几个好友进行着对话，另一个窗口正忙着从谷歌下载图像，后面的窗口是他正为好友修改图表的结果，再后面的窗口是打到中间暂停了的游戏。

埋在这一大堆活动中间的是一个文字处理软件，是他正在写的，也是我将要帮助他完成的学校论文。"音乐让我注意力集中，"埃里克说，他刚刚用手机接了一个电话："我通常在学校完成这些，不过我的脑子有点卡住了，感谢您能来。"确实是卡住了。埃里克敲一两个句子，然后回即时信息，然后再看看下载是否完成，再然后又回到他要完成的论文上来。显然，埃里克没有在论文上集中精神。是不是听起来像你认识的某个人？

直截了当地说吧，研究表明，我们不能多任务处理。从生物学角度来讲，我们没有能力同时处理多个注意力丰富的输入。埃里克和我们其他任何人一样，都必须从一件事跳到另一件事。

要理解这一非凡的结论，我们必须深入研究波斯纳三位一体说的第三部分：执行网络。让我们来看看，当埃里克写论文的时候，被电脑屏幕上弹出的"你有一封新邮件"提示打断，邮件是埃里克的女朋友艾米莉写来的，这个时候埃里克的执行网络都做了些什么？

第一步：转移警示

在开始启动写论文的时候，埃里克脑袋里的血液迅速涌向前额叶皮层前壁。大脑的这个区域是执行网络的一部分，就像一部电话总机那样运转，提醒大脑要转移注意力了。

第二步：为任务1激活

这个提醒中嵌入了两部分信息，以电流的形式在埃里克的整个大脑中噼啪穿行。第一部分信息是一个搜索命令，要求找到能够执行文件写作任务的神经元。第二部分是信息编码提出命令，一旦发现合适的神经元后，立刻唤醒它。这个过程被称为"规则激活"，仅需零点几秒就可完成。这时埃里克开始写论文。

第三步：解脱

在他敲击键盘写作的时候，埃里克的感官系统收到女友电子邮件的提示。由于写论文的规则不同于写邮件给艾米莉，在做出回应之前，埃里克的大脑必须脱离论文写作规则。脱离的情况发生了，总机接到提示，提醒大脑，另一注意力的转变即将发生。

第四步：为任务2激活

另外一个包含两部分信息的提醒正在部署，这一次要找到回复艾米莉邮件需要的规则激活协议。和以前一样，第一部分是找到给艾米莉写信规则的命令，找到执行邮件写作的神经元，第二部分激活命令，激活该神经元。现在埃里克可以向他的甜心倾诉衷肠了。和以前一样，这个过程也仅需零点几秒即可完成。

令人难以置信的是，当埃里克每次从一个任务转到另一个任务的时候，这四个步骤都必须按次序发生一次，这是需要时间的，而且整个过程是连贯发生的，这就是为什么我们不能多任务处理，就是为什么人们在尝试多任务处理时经常发现自己总是忘记以前进行到哪一步并且需要"从头开始"重新做，也是为什么你总会发现那些试图多任务处理的人每次转换任务的时候，嘴里总是嘀咕例如"刚才我做到哪了？"之类的话。不过我们身边的确有一些人看起来善于多任务处理，对此我们能说的就是，他们实际上拥有良好的工作记忆（working memory）[①]，能够注意到多个任务的输入，但一次还是一个。

现在说到问题的关键之处了：研究表明，一个人如果在工作过程中被打扰，那么他需要比原来多 50% 的时间才能完成任务。不仅如此，他出错的概率增加了 50%。

有一些人，尤其是年轻人，更善于任务切换。如果一个人对任务很熟悉，那么他完成任务的时间和出的错误要远小于完成不熟悉的任务。不过，将序贯化大脑强行带入多任务环境，就像是试图把右脚塞到左脚的鞋子一样。

开车打手机就是一个很好的例子。直到研究人员开始测量在受控条件下，手机对驾驶者注意力的影响之前，没人知道手机对驾驶者有多么大的伤害。开车打手机就像是酒后驾车。回忆一下我们前面提到的，大脑每次转换任务时需要的那零点几秒。开车打手机者在紧急情况下要比不打手机者慢半秒踩下刹车，而且在紧急情况过后，要比不打手机的人需要更长的时间才能恢复到正常的速度，而且与前车之间的行车间距更短。在短短半秒钟的时间里，一个司机以每小时 70 英里的速度可以行进 51 英尺。由于 80% 的事故都发生在司机某种形式分心的 3 秒钟里，那么增加任务切换量就是增加事故的风险。开车打电话的人错过了注意力集中的司机可以发现的 50% 以上的视觉线索，除了酒后驾车的人以外，开车打手机的人更容易出交通事故。

不仅仅是打手机，开车时化妆、吃东西、东张西望都容易发生事故。一项研究表明，开车时一个简单的伸手拿东西的动作使发生事故的风险提高了 9 倍。不过，考虑到我们所知道的人类大脑的注意力，这些数据并不令人吃惊。

---

① 属于程序性记忆、短时记忆，是一短暂时刻的知觉，是一系列操作过程中的前后连接关系，后一项活动需要前项活动为参照。依赖于大脑前额叶皮层神经环路的功能，尤其是谷氨酸神经元与多巴胺神经元之间的平衡。——译者注

（4）大脑需要休息

人类需要定时休息，这让我想起了一部叫《世界残酷秘史》(*Mondo Cane*）的电影，该片被我父母评价为看过的最糟糕的一部影片。他们憎恨这部影片的唯一理由是一个令人不安的场景：为了获得制作鹅肝酱所需的肥鹅肝，农民强行给鹅喂食。农民将鹅的嘴撑开，然后将饲料塞进这些可怜动物的喉咙。由于塞进的饲料太多，为防止鹅呕吐将饲料喷出来，农民用一个黄铜环紧紧扎在鹅的脖子上，这样做可以使塞进去的食物停留在鹅的消化道内。农民们就这样一遍又一遍地将饲料塞进鹅的喉咙，过剩的营养最终制成了肥肥的鹅肝，令世界各地的厨师非常高兴。当然，这些过剩的饲料对鹅没有任何营养价值，鹅为了人类的一己私利做出了牺牲。

我的母亲在和我讨论"什么是好老师、什么是坏老师"的时候，往往会提及这个故事。她会惊呼，"大多数教师灌给学生的太多"，"就像那部可怕电影里的那些农民！"当我上了大学，我很快就明白了她的意思。现在，作为一名与工商业界密切合作的教授，我可以更近地观察这种习惯。人们最常见的沟通错误是什么？讲话的人谈了太多的信息，对于听众来说，没有足够的时间将说话者所讲的点滴内容串连起来。就像那些鹅，过多的被强制喂食，而很少消化。

在一个层面上，这是可以理解的。大多数专家对他们要谈的话题如此熟悉，导致他们忘记了作为一个新手是什么样子的了。即使他们还记得，专家也可能为一遍又一遍重复的基本原理而感到厌倦。在大学时，我就发现很多教授因为不得不在这种基础水平上一遍又一遍地与学生沟通而厌倦了教学。他们似乎忘记了，他要传达的信息对于我们来说是全新，我们需要时间去消化它，这意味着我们需要连续的休息。专家也不一定就保证教得好！这句话是多么正确啊。

一些想法

10 分钟的规则为我们提供了解决这些问题的一个出路。以下是本人开发的讲课模式，为此我还获了年度教师奖。

讲课设计：10分钟一段

我决定，我讲的每堂课以离散的模块形式呈现。既然 10 分钟规则早已为人所了解，我决定每节课的每个模块只持续 10 分钟时间。每个模块将包括一个单一的核心概念，概念总是很大的，总是一般性的，而且总是充满了"要点"，并且这些始终能在一分钟之内解释清楚。每节课是 50 分钟，所以我可以在这段时间内很容易地讲述 5 个大概念。在每个 10 分钟模块中我会用其余的 9 分钟时间，对那个一般概念进行详细说明。这里的诀窍是，要确保每一个细节说明可以让学生以最小的智力努力，就可以很容易地追溯到一般概念上。本人经常抽出时间以清晰、明确的措辞解释细节与核心概念之间的关系。这就像在每次填食之间，让鹅休息一会儿。

接下来就到了最难的部分：10 分钟过去后，我要完成核心概念的讲述。为什么要用这种方式组织讲课呢？理由有三：

（1）鉴于在一场报告会中，观众有在报告进行到20%时走神儿的趋势，我知道最初我只有约600秒的时间获得陈述权，否则下一个小时将是徒劳的。在第601秒的时候我要做些事情，再次"买进"另一个10分钟。

（2）大脑在处理细节之前先处理含义。给大脑先提供要点、核心概念，就像给口渴的人一大杯水一样。大脑喜欢层次结构，以分层次的方式从一般概念讲起，自然引到信息的解释。你需要首先处理大意，然后会发现这种方式将听众的理解力提高了40%。

（3）在一节课开始的时候，教师需要先解释课程计划，然后在整个一堂课的时间里，随意以"现在我们讲到了哪里？"的方式提醒学生知道处在课程的什么位置，这很重要，因为可以防止听众试图进行多任务操作。如果教师、演讲者提出了一个概念，然而并没有告诉听众这一概念属于整个讲座的哪一部分，这样会迫使听众在听讲的同时，试图弄清应该将这一概念放在演讲者所讲内容的什么地方合适。这种教学方法相当于边开车边打手机。因为人不可能同时对两件事情集中注意力，这将导致在整节课、整个演讲中听众的一系列毫秒延迟。因此课程、演讲中概念与整体的联系必须讲明确，并被反复解释。

上饵

9分59秒后，观众的注意力开始下降。如果不迅速做些事情，学生们最终以先后几次努力跟上老师（我）的讲课失败而告终。他们需要什么？当然不是同一类型的更多信息，那学生就会像那些因为被塞进太多的饲料而要窒息的鹅一样，没有真正的机会来消化。他们同样不需要毫不相干的线索，因为那会打断他们的思路，使信息流似乎不连贯、无组织，甚至难以理解。他们需要一些引起兴趣的东西，让他们冲破10分钟障碍走向新领域，这东西触发听众对说话者的反应，捕捉听众的执行功能，使有效学习得以发生。

我们知道有什么事情具有如此潜在的吸引力吗？我们当然知道。那就是情感刺激物。因此，在讲课过程中，每隔10分钟，我决定让我的听众从如高压水枪喷射的信息流中休息一下，给他们一个与课程相关的情感刺激，现在我称这个为"饵料"。随着我课讲得越来越多，我发现最成功的"饵料"始终遵循着三个原则：

首先，饵料要能触发情感。我们可以尝试各种情感刺激，不管是恐惧、欢笑、幸福、怀旧还是疑惑，无论是哪种情感都很管用。在本书中，我故意提到达尔文，描述一些危险事件，或者运用适当的口吻描述一些生殖事件，甚至描述一些引发模式匹配的事情，目的就是如此。故事也可以产生特别的效果，特别是如果它们主题清晰，紧扣主旨。

　　其次，饵料要与主题相关。它不能只是任何一个故事或趣闻。如果我只是每隔 10 分钟说个笑话或者讲些不相干的事，那么我的讲座就脱节了，或者更糟，听众开始不信任我的动机，他们似乎觉得我在试图娱乐他们而不是在向他们传授知识、提供信息。听众非常善于发现混乱，如果他们觉得讲话者对他们屈尊纡贵，他们会很愤怒。令人高兴的是，我发现，如果我的"饵料"非常贴近课程内容，听众会从感觉被娱乐转移到感觉参与到讲课的内容中去，会一直留在我讲述的信息里，即使此刻他们实际上是在休息。

　　最后，饵料需要充当模块的中间人角色。我可以将其放置在每 10 分钟模块后，回过头来总结讲过的内容，重复内容的某些方面，这是一种回顾性的"饵料"。我也可以将其放置在模块的开始位置，介绍新材料，预先讲授某些方面的内容。我发现，用一个与整天讲课内容相关的前瞻性"饵料"开始讲座，是集中全班同学注意力的一个非常有效的方式。

　　到底这些"饵料"是什么样子的？这正是使教学真正变得富有想象力的地方。因为我主讲的是心理学的课程，我发现，在课堂上解释某些不寻常的精神病理学病历，可以完全将学生吸引到即将讲的内容上来。与商业有关的趣闻轶事也会很有趣，特别是当演讲者将听众带入一个真实的他们知道的公司世界时。除了教学之外，我有时也对公众做些演讲，演讲中常常需要解释脑科学与商业有怎样关系的话题，我通常讨论其核心问题：词汇。我喜欢伊莱克斯吸尘器公司的故事，这是芬兰的一家私人控股公司，试图打入北美市场。他们有很多会说英语的员工，但没有美国人。他们主导的营销口号是什么来着？"如果它吸了，它肯定是一台伊莱克斯"（If it sucks，it must be an Electrolux）。

　　当我开始在讲座中放入这些"饵料"，我立刻注意到听众态度的变化。首先，他们在第一个 10 分钟结束的时候仍然兴趣十足；其次，只要我的"饵料"适时出现在每个 10 分钟的结束之时，听众似乎能够保持他们的注意力到另一个 10 分钟。在每个 10 分钟的递增中，我赢得了保持听众注意力的这场战斗。

但另一方面，在我布置了两三个"饵料"的讲座的中途，我发现我可以省略第四、第五个"饵料"，仍能维持学生注意力的充分参与。在1994年我第一次使用这种讲课方式时，在那批学生中我发现了这个特点，直到今天，在我的每个讲座中情况依然如此。

这是否意味着我的讲课模式利用了人们学习过程中情绪特征的力量和时机呢？是不是教师和商务人士都应该放下他们现在所做的，将这些模式的主要特征结合进自己的讲座中呢？我不知道，不过如果能找到这些问题的答案，将会很有意义。大脑无法对无聊的事情集中注意力，我和你们一样也厌烦无聊的报告。

一次做一件事

大脑是一个顺序处理器，它无法在同一时间注意两件事情。现在商界和学校都推崇多任务处理，但研究清楚地表明，多任务处理降低了效率、增加了错误。尝试在一天中创建无打扰时间段——关上电子邮件、电话、即时通讯软件或者黑莓[①]，看看你是否能完成更多的工作。

---

① 一种移动电子邮件系统终端。——译者注

! 本章小结

定律 **4**
大脑不关注无聊之事

● 我们无法对无聊的事情集中注意力。

● 大脑的注意力"聚光灯"一次只能集中在一件事情上：不能多任务处理。

● 与记住细节相比，我们更善于参照模式以及提炼事件的含义。

● 情绪唤起有助于大脑学习。

● 听众在讲座开始的10分钟后开始走神，不过你可以通过讲故事或者制造一个富含情绪的事件来抓住他们的注意力。

Brain

Rules

short-term memory
短时记忆

定律5#
短期记忆取决于最初几秒间

有些人生来就拥有如此令人惊人的心灵，让脑科学家们甘愿奉献自己的事业用于对他们的研究，这应该是对智力的终极奉承。曾经就有这样两个人，他们拥有如此令人印象深刻的心灵，他们异常的大脑为我们提供了深入了解人类记忆的洞察力。

第一个心灵属于金·皮克（Kim Peek）。他生于 1951 年，出生时与别的孩子没有什么两样，没有一丝线索暗示他未来智力的伟大之处。他有一个大脑袋，但没有胼胝体①，而且小脑受损。4 岁时他还不会走路，当不能理解某事的时候，他会心烦意乱，这种情况常常发生。在童年时他被诊断为智障，医生们希望他住在精神病院。多亏皮克父亲的努力争取，这些事情才免于发生。他认为自己的儿子有一些非常特殊的智力天赋，其中之一就是记忆力。皮克拥有史上最惊人的记忆力。他可以同时阅读两页书，每只眼睛看一页，他能完全理解并记忆书上描述的一切内容，并永远记住。

虽然皮克见了生人有点腼腆，但父亲还是允许了作家巴里·莫罗（Barry Morrow）采访自己的儿子。访问是在一个图书馆里进行的，在那里皮克向莫

---

① 哺乳类真兽亚纲的特有结构，位于大脑半球纵裂的底部，连接左右两侧大脑半球的横行神经纤维束，是大脑半球中最大的连合纤维。——编者注

罗展示了他对这馆内所有图书（以及每个作者）的熟悉程度。然后，他开始有点可笑却高度精确地引述了大量的体育琐事。经过对某些美国战争（从独立革命到越南战争）的长时间讨论，莫罗觉得他采访得够多了，当场决定要根据这个人创作一个剧本。他做到了：那就是奥斯卡获奖电影——《雨人》。

在金·皮克不均匀的大脑里发生了什么？他的心灵是属于认知的反常表现，还只是常人学习的一个极端例子呢？在他的大脑最初接触信息的短暂瞬间里，非常重要的事情发生了，这与我们其他人在学习的最初时刻发生在大脑中的事情没有什么太大的区别。

学习的最初时刻，给了我们能够记住某些东西的能力。大脑有不同类型的记忆系统，很多都是在一个半自动的方式下运行的。我们对它们之间如何相互配合知之甚少，就是到了今天，记忆也不被视为一个单一现象。我们对表述性记忆知道的很多，它涉及你可以陈述的一些东西，如"天是蓝的"。这种类型的记忆包括四个步骤：编码（encoding），存储（storage），检索（retrieval）和遗忘（forgetting）。本章主要谈谈第一个步骤。事实上，是第一步的最初几秒钟。这几秒钟很关键，它们决定了最初认知的事情能否被记住。另外，我们还将谈到我提到的第二个著名的心灵，这个大脑属于一个被研究界称为H.M. 的人，他的传奇之处不在于他的特别的能力，而是他非同寻常的无能力。我们还将谈到自行车和社会保险号之间的差别。

记忆与巫术

几个世纪以来，记忆一直是诗人、哲学家探讨的主题。在一个层次上，记忆就像是一支侵略军，让过去的经历不断入侵现在的生活，这是件很幸运的事。我们的大脑在出生时还没有完全组装好，这意味着我们对世界所知的大多数内容要么来自于我们第一手的体验，要么来自于二手的经验。我们强大的记忆可以给我们提供巨大的生存优势，这也是为什么我们可以在这如此拥挤的星球上成功立足的原因。因为我们人类的身体是如此柔弱（就像拿人的指甲与一只小猫的爪子来比较一样，人类只有羡慕和哭泣的份），如果不容许经验塑造大脑，那就将意味着，在空旷的草原、周围一片混乱的世界上生活，人类的结局几乎可以肯定为——死亡。

但是，记忆不仅仅是达尔文的一个棋子。大多数研究人员都认同，记忆对大脑的广泛影响真正使我们有了清醒的意识。我们心爱人的名字和面孔，我们自己的个人喜好，特别是我们对这些名字、面孔和喜好的认识，这些都靠记忆得以维持。我们不是睡了一觉醒来后，还要花时间再去学习整个世界，记忆为我们做了这些。即使那个人类认知的最独特的天赋——以一种语言说话和写的能力，也是因为有效的记忆才得以存在的。记忆，似乎不仅使我们经受了时间的考验，也使我们真真正正地成为人。

让我们来看看记忆是如何起作用的。当研究人员测量记忆（memory）时，他们通常以测量回忆（retrieval）而结束。这是因为，为了找出某人是否做了某些事情来进行记忆，你必须问他能否回想起它。因此，人是如何回忆过去的事情的呢？我们大脑中保存着某种经历，记录的存储空间是不是只是无聊地坐在那里，抚弄着拇指，等待某种命令的指示来炫耀其存储的内容呢？我们可以分开探究存储与检索吗？差不多经过一百多年的研究，科学家们才见到一丝曙光，给记忆下了一个说得通的定义。这个故事开始于19世纪，德国的一位研究者第一次开展了真正基于科学基础的探寻人类记忆的调查。他利用自己的大脑进行了整个方面的研究。

赫尔曼·艾宾浩斯（Hermann Ebbinghaus）生于1850年。年轻的时候，他蓄有浓密的棕色胡子，带着圆圆的眼镜，看上去既像圣诞老人又像约翰·列侬（英国利物浦著名的流行及摇滚乐团创始人）。他因为发现了所有教育中最令人沮丧的一个事实而闻名于世：在30天之内，人们通常会忘记在一堂课上学到的知识的90%的内容。他进一步证明，这种绝大多数的忘记发生在课后的几个小时内，如今这一发现已经被有力地证实了。

艾宾浩斯设计了一系列的实验项目，甚至三岁的孩子也可以轻松地参加这些实验：他列了一个总共有 2 300 个单词构成的单词表，这些单词没有什么真正的意义。每个单词由三个字母组成，并以辅音 - 元音 - 辅音的形式为结构，如 TAZ、LEF、REN、ZUG。然后，他用一生的时间以不同的组合、变化长度的方式试图背诵这些单词。

以一个普鲁士步兵的坚韧（普法战争期间他应征加入普鲁士军队，当了一段时间的步兵），艾宾浩斯记录了 30 多年来自己记忆的成功与失败。在这段时间，他发现了许多关于人类学习的重要事情，为我们揭示了记忆有不同的生命周期。一些记忆只能存在几分钟，然后就消失了；还有些记忆可以持续数天或者数月，甚至一辈子。他还揭示了，人类只需通过以固定的时间间隔重复信息的方式，就可以增加记忆的生命周期。某一特定记忆经过越多的重复循环，就越有可能在人类记忆中留存下来。现在我们知道，每次重复之间的时间长短是将暂时记忆转化为持久记忆形式的关键一环。分步学习大大优于集中学习。

艾宾浩斯的研究是基础性的，但是它还不够完整。例如，他的研究没有将记忆的概念从回忆中分离出来，这正是学习某些知识和日后回忆这些知识之间的差别。

那么现在试试说出你的社会保险号码。是不是非常容易？你的检索命令可能包括，最后一次看到保险卡的视觉观察，或者最后一次写下这串号码的记忆。现在，再试一下，记得怎样骑自行车吗？是不是也很容易？不容易。这时你无法想起一个清单，详细记录该把脚放在哪里、后背应该是怎样一个正确的姿势，大拇指应该放在哪里。回忆保险号码和骑自行车的这个差别证明了有趣的一点：一个人回忆如何骑自行车的方式不同于回忆一定顺序的 9 个号码的方式。骑自行车的能力似乎与这项技能的任何有意识的回想无关。在你记住社会保险号时，你处在自觉意识之中，但是骑自行车时，则不是。那么体验某种记忆是否需要自觉意识呢？或者，是否存在一种以上的记忆形式呢？

由于更多科学数据的获得，答案似乎越来越清楚了。第一个问题的答案是"否"，这也回答了第二个问题，至少存在两种类型的记忆：**涉及自觉意识的记忆和不涉及自觉意识的记忆，也就是可以表述的记忆和不可表述的记忆。**表述性记忆是指那些可以由我们的自觉意识体验的记忆，如"这件衬衫是绿色的"，"木星是行星"，甚至是一个单词表。不可表述记忆是那些不能用我们自觉意识体验的记忆，如骑自行车所必需的运动技能。

不过，这些还不能解释有关人类记忆的所有事情。它甚至不能完全解释清楚表述性记忆。但是，艾宾浩斯的坚毅给未来的科学家们以巨大的鼓舞，他们决心要在活着的大脑上绘出人类的行为。然后，一个从自行车上摔下来的 9 岁男孩，永远地改变了脑科学家思考记忆的方式。

记忆去哪儿了

在这次意外中，H.M. 因重度颅脑损伤而导致癫痫。随着年龄的增长，癫痫发作的症状越来越严重，最终导致每 7 天就会发生 1 次严重的发作和 10 次暂时的意识丧失。快 30 岁时，H.M. 处于基本功能失调状态，这对他的生命有潜在的威胁，他一直需要强力药物的干预。

绝望的家人求助于著名的神经外科医生威廉·史高维尔（William Scoville），史高维尔诊断问题出在大脑的颞叶（该区域大致位于眼睛的后方），他将位于 H.M. 大脑两侧颞叶的内表面切除。这个实验性质的手术对治疗癫痫大有帮助。但手术也给 H.M. 带来了一个灾难性的后果，那就是记忆的丧失。自从 1953 年手术完成的那天起，H.M. 就失去了将短时记忆转变成长期记忆的能力。他在和你见面一两个小时后，当再次见面时，完全没有你们第一次见面的记忆。

他已经失去了转化能力，这种能力艾宾浩斯在 50 多年前就在他的研究中清楚地阐述了。

更具戏剧性的是，H.M. 再也不能认出镜子里面自己的脸。为什么？因为随着岁月更替，他的脸变老了，脸部的一些容貌特征发生了变化。但是，和我们不一样，H.M. 不能识别这一新信息，并将其转换成一个长期记忆。这使他或多或少地永远困在自己外观的一个单一想法里。当他照镜子的时候，又没有明白这个单一想法，因此就不能确定镜子里的形象实际上属于谁。

这些症状对 H.M. 来说是非常可怕的，但对研究团体来说却具有极大的研究价值。因为研究人员确切知道从他的大脑里取出了什么东西，就很容易绘制出究竟大脑的哪个区域控制着艾宾浩斯的记忆行为。这项工作的大部分荣誉应归属于布伦达·米尔纳（Brenda Milner），他是一位心理学家，花了 40 多年的时间跟踪研究 H.M.，为我们今天了解记忆背后的神经作用奠定了基础。让我们在此稍停一下，用一小会儿的工夫温习一下脑生物学。

你还记得皮层吧，即那层极薄的神经组织，展开后相当于一块婴儿毯大小，由 6 个离散的细胞层构成。这儿是一个繁忙的地方，这些细胞处理来自身体许多部分的信号，包括那些通过感官获取的信号。它们还帮助建立稳定的记忆，这就是 H.M. 不幸经历变得十分宝贵的原因。H.M. 大脑某些区域的皮层完好无损，而其他区域，如颞叶，经受了严重的破坏。对于 H.M. 来说，他的遭遇十分可怕，但对于学者来说，这却是一个可以研究人类记忆是如何形成的理想机会。

当然，这张"婴儿毯"并不仅仅只是平铺在大脑上面，它就像一张长满了复杂、粘性根系的毯子，皮层通过无限浓密的神经联系紧紧依附于大脑的深层结构。这些联系中一个最重要的终点就是海马，它处于靠近大脑中心的位置，每个半球都有一个。海马专门负责将短时信息转换为长期形式。你可能已经猜到，这里正是 H.M. 在手术中失去的区域。

海马和大脑皮层之间解剖学的关系，帮助 21 世纪的科学家进一步界定两种类型的记忆。表述性记忆是当海马以及其他周边区域遭受损伤时被改变的任何自觉记忆系统；非表述性记忆是指海马及周边区域遭受破坏时，没有被改变（或至少没有被大幅改变）的无意识记忆系统。我们将侧重阐述表述性记忆，它是人类日常活动中最重要的一部分。

分割成小块

研究表明，表述性记忆的生命周期可以分为 4 个连续的步骤：编码、存储、检索和遗忘。

编码过程描述了在学习的最初时刻，也就是大脑初次遇到一种新的表述性信息的那个短暂的黄金瞬间，大脑中所发生的事情。这个过程中有一个天大的谬论，在其中，你的大脑是一个积极的同谋。下面就是这个颠覆性过程的一个例子，又一次来自神经病学家奥利弗·萨克斯的临床观察。

该病例涉及一个患有低功能自闭症的男孩汤姆，汤姆因为能够"做"音乐而出名。汤姆从未接受过任何形式的音乐正规训练，但他只通过听别人的演奏就学会了弹钢琴。令人吃惊的是，在对乐曲只听上一遍之后，他就可以尝试在钢琴上演奏该乐曲，他能以技术精湛的钢琴家的技艺和艺术气质娴熟地弹奏刚刚只听过一遍的复杂组曲。事实上，他还可以在左手弹奏歌曲《渔夫的号笛》（*Fisher's Horn Pipe*）的同时，用右手弹奏《扬基曲》（*Yankee Doodle Dandy*），与此同时嘴里唱着《迪克西》（*Dixie*）！他还可以反弹钢琴，就是说，他用自己的后背对着琴键，双手反转弹奏钢琴。这对一个连自己的鞋带都不会系的男孩来说真的很不错。

当听说某些人竟然具有这样的才能时，我们通常会有些嫉妒。汤姆能够记住音乐，就像他可以将大脑中的某些神经录音设备切换到"开"的状态。我们认为，我们也有这样的录像机，只是我们的不如他的那样好。很多人都有这个想法，大多数人认为大脑很像一架记录装置，学习就类似于按下"记录"按钮（记忆就是简单地按"重放"按钮），但这种想法是错误的。在大脑真实的世界中，无论是汤姆的还是你的，事情远非如此。学习、编码的瞬间是如此神秘、复杂，我们无法用一种比喻来形容，在这稍纵即逝的瞬间我们大脑中究竟发生了什么。

我们仅有的一点儿知识表明，此时的大脑就像一个开着盖子运转的搅拌器。当信息进入大脑，它被逐个切成不连续的碎片，并在我们的脑子里四处飞溅。表述地正式些就是，来自不同感官的信号被记录在大脑的不同区域，信息一进入大脑的瞬间就立刻被分成碎片并被重新分配。例如，如果你看一幅构图复杂的图片，你的大脑会立即将图画中的对角线从垂直线条中提取出来，把它们存放在大脑的单独区域。对于颜色也以同样的方式处理。如果图片是动态的，其运动的事实也将被提取，并储存在一个不同于存放静止图片的一个地方。

这种分别存放是如此强烈、如此普遍，甚至在我们只感知人为信息（例如语言的某些部分）的时候，它也会出现。一位妇女大脑的一个特定区域发生中风后，她失去了使用书面元音的能力。你可以要求她写下一个简单的句子，如"Your dog chased the cat"（你的狗追猫），她写下来的东西看起来像这样：

Y_ur d_g ch_s_d th_ c_t

在大脑中每个字母都有自己的存贮空间，不过该名妇女存放元音的地点是空的！通过这个病例，我们知道了元音和辅音不是储存在同一地方的。该名妇女所遭受的中风破坏了她大脑中某种连接通路，这恰恰与录像机记录事情的原理完全相反。如果你仔细观察，会发现，搅拌机的影响要更强。虽然她失去为某些词填写元音的能力，但她大脑中存放元音的地方还保存完好。推理可知，似乎存放元音的地方与元音本身不在同一个位置：内容与背景（或容器）是分开存放的。

是不是难以置信？这个世界在我们看来似乎是一个整体。如果内部脑功能告诉我们，它不是，那么，我们又是如何通晓周围的一切的呢？被分别记录的特征，包括这句话中的元音和辅音，又是怎样统一起来，产生连续性的认知呢？这个问题困扰了研究人员很多年，而且有了自己特殊的名称，被称为"捆绑问题"，由大脑中某些思维被捆绑在一起来提供连续性这一观点而来。我们还不知道大脑是如何经常地、毫不费力地给我们提供这种稳定的幻像的。

当然，对此问题并非没有提示。对学习、编码阶段的最初时刻仔细观察，我们不仅对捆绑问题，而且对人类任何类型的学习方式问题都有了深入的了解，我们现在就将重点转到这些提示上来。

自动变速还是手动变速

将信息编码，就意味着将数据转换成一种代码。创建代码要涉及将信息从一种形式翻译成另一形式，通常出于传输的目的，也往往是为了保密。从生理角度看，编码是将外部能量源转换成大脑可以理解的电子模式过程。从纯粹的心理角度来看，这是我们为了存储目的，理解、注意并最终组织信息的行为。从这两个角度来看，编码是为了做进一步处理而对信息进行准备的过程。这是雨人、金·皮克特别擅长的智力过程之一。

大脑有能力处理几种类型的编码。一种编码类型是自动的，这个可以通过谈论一下昨天晚上你吃了什么或者披头士乐队举例来说明。几年前，我观看了一场保罗·麦卡特尼（前披头士成员）绝妙的演唱会，如果你现在问我音乐会那天晚上我吃了什么以及舞台上发生了什么事情，我都可以非常详细地告诉你。虽然具体的记忆是非常复杂的（包括空间位置、事件发生的次序、景观、气味、口味等），但我没有必要事先写下一份详尽的清单，记录各种经历，然后再尝试将清单背下来以备你问我关于那天晚上的一些事情。这是因为我的大脑配置了一种编码形式，它被科学家称为自动加工 [①]。这种编码形式只需最低限度的注意努力，在非有意的情况下就可以发生。通过这种方式被编

---

① 几乎不需要占用认知资源就能进行的认知加工，其特征是：个体没有进行该加工的意图；个体没有意识到正在进行该加工；该加工不能干扰其他心理活动。——译者注

码的数据很容易被回忆起来。记忆似乎被绑在了一起，它们先后衔接，便于检索。

自动加工有一个坏兄弟，它就没有这么乐于助人了。当保罗·麦卡特尼演唱会门票一开始上市销售的时候，我就冲到了购票网站，网站需要我的密码才能登录，但我却想不起密码了！最后，我费了九牛二虎之力找到了正确的密码，登录网站预定了演唱会的几个好位子。要把这些密码试图存入记忆是一件相当烦人的事情，我大约有十几个密码，我将它们写在无数的纸条上，贴得满屋子都是。这种编码形式需要有意识的、燃烧能量的注意力，它被称为控制加工（effortful processing）。信息似乎根本没有被绑在一起，还需要大量的重复才能记住，然后才能像自动加工那样方便检索。

编码测试

还有其他类型的编码，其中的三种可以通过下面的快速测验来说明。观察数字序号后面的大写的单词，然后回答下面的问题。

（1）FOOTBALL（足球）

Does this word fit into the sentence "I turned around to fight _____"？（这个单词能否填入这个句子的空格处，我转身踢了 _____？）

（2）LEVEL（水平）

Does this word rhyme with evil?（这个词与单词"邪恶"是否押韵？）

（3）MINIMUM（最低限度）

Are there any circles in these letters?（这些字母中，是否存在循环？）

回答上面的每个问题，需要完全不同的智力技能，研究人员现在知道这属于不同的编码类型。第一个问题说明了什么是语义编码（semantic encoding）。正确地回答这个问题需要注意单词的含义。第二个问题说明了音素编码（phonemic encoding）过程，涉及比较单词之间的发音。第三个问题说明的是一种结构编码（structural encoding），它是一种最表面的编码类型，只需对形状进行目视检查即可。你对某种信息在进入大脑时采用的编码类型和你日后记起这个信息的能力之间有很大关系。

电子幻灯片

编码还涉及将任何外部刺激转换成大脑能够读懂的电子语言过程，这是能量转移的一种形式。所有类型的编码最初都遵循相同的路径，并且一般遵循相同的规则。例如，保罗先生那场演唱会的晚上，我住在一个朋友的湖边小木屋里，与我们同住的还有一只毛茸茸的大狗。第二天早上，我决定带大狗出去散散步并和这个友善的动物玩一玩扔东西捡东西的游戏。然而，我犯了一个错误，我把木棍扔进了湖里，而且自己已经有些日子不养狗了，已经忘记了当狗狗从湖里出来会发生什么事。

像从迪斯尼动画片里出来的一只友好海怪，大狗跃出水面，冲我全速跑过来，然后在我身边突然停住，开始猛烈摇晃身体。在我还没有完全反应过来，意识到自己应该挪一下位置的时候，我已经浑身湿透了。

在这一刻我的脑子里发生什么？如你所知，当一条外部信息进入大脑时，皮层立刻被调动，在这个例子中，这条信息是一条流着口水、浑身湿透的拉布拉多犬。我看到狗从湖里出来，这实际意味着我看到了拉布拉多犬跳跃的光子模式。这些光子冲入眼底的瞬间，我的大脑已经将其转换为电活动模式，并且按路线将信号发送到头的后部（枕叶中的视觉皮层）。现在我的大脑可以看到狗狗了。在这个学习的最初时刻，我已将光能转化成一种为大脑充分理解的电子语言。完成这一过程，需要专门用于视觉处理的成千上万的皮层区域协调行动。

对于其他形式的能量信息，大脑也同样会处理。我的耳朵听到狗狗大声叫的声波，我将声波转换成大脑熟悉的电子语言，这些电子信号也被按路线发送到大脑皮层，不过这次是发给听觉皮层，而不是视觉皮层。从神经元角度来看，这两个皮层之间相隔有千山万水的距离，进入我大脑的所有能量，从太阳晒在皮肤上的感觉到我意外、不幸地被狗狗抖落的湖水湿透了的感觉，都经历了这种转换，通过庞大的独特路线被发送到大脑的相应皮层。编码涉及我们所有的感官，它们的处理中心遍布在大脑各个地方。

这里是搅拌器的心脏，在同一只过于友好的狗狗相遇的 10 秒钟里，我的大脑招募了数百个不同的大脑区域，并协调了数以百万计神经元的电活动。我的大脑记录下了这个情节，并在大量神经差异的情况下做到了，所有这些只在眨眼的瞬间就完成了。

从我观看保罗先生演出以及被大狗弄湿到现在已经过去很多年了，我是如何记得这一切的？我们又是如何将这些独特的信息保持了这么多年的呢？捆绑问题——密切注意广阔信息的一种现象，是一个伟大的问题，不幸的是，它有一个糟糕的答案。我们真的不知道大脑是如何记住事情的。我们给大脑最初对信息进行编码时，其内部所发生的一系列变化被命名为记忆痕迹（我们在那里有了信息的一个记录）。不过根据我们对它们的所有了解，我们最好还是称它们为驴子。

我们对捆绑问题仅有的一点了解来自于对一位患有巴林氏征候群患者的编码能力的研究。这种疾病发生在两侧顶叶皮层都遭到损伤的人群中。患有巴林氏征候群患者的一个显著特征就是他们都患有功能性失明，嗯，是某种程度上的。他们可以看到视野中出现的物体，不过每次只能看见一个物体（该症状被称为同时性失认症 ① ）。有趣的是，如果你问他们那个物体在哪里，他们会一脸茫然地看着你，不知如何回答。即使他们能够看到那个物体，却不能告诉你它在哪里。他们也不能告诉你，这个物体是朝着他们的方向运动还是正在远离他们，因为他们没有外部空间参照系可以依赖，以把他们看到的物体放入参照系中去衡量，他们也没有办法将图像与输入的其他特征捆绑起

① 无法同时知觉超过一个的物品，即使它们在相同的地方。——译者注

来。他们已经丧失了明确的空间意识，这是任何形式的捆绑操作所必须具有的特征。这已经是学者在神经水平上对捆绑问题进行的最贴近的描述了。当然，这还没有告诉我们大脑是如何解决捆绑问题的，只是告诉我们大脑的哪些区域（两侧顶叶皮层）涉及这一过程。

破译代码

尽管编码方式有很多种，不过科学家们还是发现，所有的编码过程都有一些共同的特点。其中的三个特点，有望运用在商业和教育界。

（1）在学习时刻，我们对信息的编码越精细，形成的该信息的记忆就越牢固。

当编码精细而深入，那么形成的记忆就比编码片面、粗略而形成的记忆要更强大。这可以通过一个实验来证明，现在你就可以找两组朋友来做个实验，让他们仔细注视下面的单词表几分钟。

> Tractor（拖拉机）Pastel（粉蜡笔）Airplane（飞机）
>
> Green（绿色的）Quickly（迅速地）Jump（跳）
>
> Apple（苹果）Ocean（海洋）Laugh（笑）
>
> Zero（零）Nicely（漂亮地）Tall（高的）
>
> Weather（天气）Countertop（工作台面）

告诉第一组朋友，确定一下有对角线字母（比如 N）的单词数量和没有对角线字母的单词数量。告诉第二组朋友，思考每个单词的含义并在分值 1 ~ 10 的范围内给这些单词定级，以形容他们有多喜欢或不喜欢这个词。现在将单词表拿走，再等几分钟，然后要求每组朋友写下尽可能多的单词。你得到的结果很富有戏剧性吧，这个结果在世界各地的实验室也得到了。处理每个单词含义的那组总是能记住比仅辨识单个字母结构的那组多 2 ~ 3 倍的单词数量。本书中，在讨论编码类型的时候，我们也做过类似的实验，我让你回答一个单词中出现的循环的数量……还记得吗，有几个循环？你也可以使用图片做类似的实验。你甚至可以用音乐做这个实验。不管感觉输入是什么，结果总是相同的。

在这点上，你可能会自言自语道："嗯，咄！[①]"某东西的意义越多，它就越能令人难忘，这不是显而易见的吗？大多数的研究人员对你的质疑可能会回答："嗯，是的！"人类一个非常自然的天性证明了这一点。在单词"apple（苹果）"中找对角线的方式，与记住"梅布尔姑姑好吃的苹果派"，然后评价"派"，再给这个单词的评分是 10（非常喜欢这个单词）这个方式相比，后者的编码更精细。我们对遇到的事物进行越精细的编码，特别是如果我们能把编码个性化，我们就能更好地记住它。在这里为企业家和教育工作者提供的诀窍就是，提出的信息主体要引人注目，以便观众自己觉察到并自发地进行深入和详细的编码。

如果仔细想想，这有点怪异。将某个东西弄得更精细就意味着把它弄得更复杂，这对记忆系统来说应该更费力才对。不过，就是这样一个事实：更多的复杂性意味着更好的学习。

（2）记忆痕迹被存储的地方似乎与初始输入被感知和加工的地方，同属于大脑的一个地方。

这一观点是如此违反直觉的，可能需要一种都市传奇的方式来解释它。至少，我认为这是一个都市传奇，出自于一个我曾参加的大学管理员午餐会的主要发言者之口。他讲了他曾经遇到的一个非常有计谋的学院院长的故事。该学院在夏天的时候对校园地面进行了全部改造，修建了喷泉和美丽的草坪。接下来所需做的一切就是铺设人行道，这样学生可以走人行道进入每个建筑。但是学院没有将这些路径的设计图纸提供给施工工人。建筑工人急于铺设这些小路，想知道设计图是什么样的，不过老谋深算的院长拒绝给他们提供设计图。他皱着眉头，"这些沥青路将是永久存在的，请明年再来铺设吧，到时

---

① 表示犹豫、不快或轻蔑等。——译者注

我会给你们图纸的。"建筑工人虽然心有不满但也只能顺从，也只好等待了。

新学年开始了，由于人行步道还没有铺设，学生们只好被迫踩过草坪到教学楼里去上课。不久，轮廓分明的小径开始在整个校园出现，一条条小路中间是美丽的绿草坪岛屿。年底的时候，楼宇之间被这些小路以非常有效的方式连接起来。"现在，"院长向等待了一年的承包商说，"你可以铺设永久性的人行步道了。不过你不需要什么图纸。就在你眼前的这些小路上铺上沥青就行了！"由初始输入创造最初的设计，最终也成了永久的道路。

大脑也有这么一个存储策略，与老谋深算的院长的计划非常相似。最初被用来处理加工信息的神经通路最终成为大脑可以再次使用它去存储信息的永久通路，新信息渗透到大脑的过程可以被比喻为学生在原来的草坪上踩出一条条的泥土小路。信息最终存储的地方可以被形容为所有这些小径被永久地铺上沥青的时刻。它们都是同一条路，这正是问题的关键。

这对于大脑来说意味着什么呢？皮层中的神经元是任何学习活动的积极应答器，它们也深深地卷入了永久的记忆存储。这意味着在大脑中没有什么记忆的中心天堂，在那里记忆可以被无限次地检索。相反，记忆遍布于皮层的表面。乍一看，这可能难以理解。在很多人的想象中，大脑像台计算机，带有一个连接到中央存储设备上的输入检测器（像键盘一样），这样只要敲敲键盘就可以向中央存储设备输入或提取记忆了。不过，研究数据表明，在人类大脑中并没有一个与计算机类似、与最初的输入检测器分离的硬盘驱动器。不过，这也并不意味着被存储的记忆是均匀分布在整个大脑的神经上面的。大脑的许多区域只是涉及代表单一输入，并且每个区域对记忆都有各自不同的贡献。记忆存储是一个合作性质的活动。

（3）通过复制初始编码时周围的环境，可以很好地改进检索（回忆）。

在认知心理学领域曾开展了一项非同寻常的实验，实验中研究人员对比了穿着潮湿潜水服站在干爽地面上人的脑功能与漂浮在大约 10 英尺深的水里，当然也同样穿着湿潜水服的人的脑功能。两组被试都听到有人任意读出

40 个单词。然后两组被试接受回忆这些单词能力的测试。在水中听到单词的这组被试，如果让他们继续待在水深约 10 英尺的地方回忆这些单词，要比让他们在岸上回忆这些单词，成绩提高了 15%。在岸上听到单词的那一组被试，如果让他们在岸上回忆这些单词，要比让他们在 10 英尺深的水中回忆单词时成绩高出 15%。看起来，如果在检索时的环境条件与最初编码时的环境条件很相似，那么记忆的效果就会非常好。我们前面提到的第二个特点，即与最初编码阶段使用同一神经元来存储记忆，是不是有可能在这第三个特点中也生效了呢？

环境条件改善记忆的趋势是如此强劲，甚至可以通过将任何学习形式的环境条件弄得残破的方式来改善记忆。学者就做过这类的实验，实验中使用了大麻，甚至笑气（也就是一氧化二氮）来改变被试的学习环境。另外，这第三个特点甚至与情绪也有关联。当你悲伤时学习一些知识，在回忆这些知识的时候如果你也能设法将自己弄得悲伤，那么你能更好地回忆起这些知识。这种情况被称为"上下文相关型学习"或者"状态依赖型学习"。

一些想法

我们知道，当信息具有详细、意义深长、上下文内容相关的特点，那么它很容易被人牢记。编码阶段（学习最初阶段）的质量是日后学习取得成功的最大的预测因素之一。那么，在现实世界中我们应该怎样利用它呢？

首先，我们可以从一家我小时候经常光顾的鞋店那里学习一些经验。这家鞋店的门上有三个把手，分别处在不同的高度：一个非常靠近门的顶部、一个非常接近门的底部，还有一个在门中间的位置。店家这么做的道理很简单：门上把手越多，那么顾客可以进入鞋店的访问点就越多，而无需考虑顾客的年纪和力气。这样的门把手对一个 5 岁的孩子来说，可真是一个解脱，我可以轻松地够到它。我对这扇门非常着迷，以至于后来我经常梦到它。不过，在我的梦里，门上有数以百计的把手，所有的把手都能开启这个鞋店的大门。

"编码的质量"实际就是指一个人能够安放在一条信息入口处的门把手的数量。在学习时刻，一个人创造的把手越多，那么日后他接近这条信息的可能性就越大。我们能够围绕内容、时间、环境添加把手。

现实世界中的实例

学习者对呈现给他的信息越是侧重其含义，那么他对该信息的编码就越精细。这个原则如此显而易见，以至于人们很容易忽略它。它的意思是这样的：当你试图将信息输入自己的大脑记忆系统的时候，请务必准确地理解这一信息的含义。如果你想将信息输入别人的大脑，那么要确保他们知道信息的确切含义。

根据这个记忆原则我们可以做一个反方向的推论。如果你不知道学习内容的含义，那么就不要指望靠死记硬背来记忆这些信息，也不要期望信息的含义自己会显露出来。当然，如果作为老师的你在对某个知识点的解释还不充足的情况下，不要指望你的学生能够通过死记硬背来学习某些知识。如果强行这么做，那么就有些像实验中通过观察一个单词中对角线的数量，然后利用这样的策略试图记住这些词汇一样，效果可想而知。

那么，一个人应该如何利用理解信息含义的方式来改善学习呢？一个最简单的手段就是举例说明，大量使用信息所包含的现实世界相关的例子，不断用有意义的体验刺激主要学习点。这些可以由学习者课后自己去做，或者，在实际学习过程中由老师来做，这样学习效果会更好。这已被许多研究证实很有作用。

在一项实验中，一组学生阅读了一篇 32 段长的文章，文章介绍了一个虚构的国家的情况。文章的引言部分组织得高度结构化。在这些段落中，有的段落没有例子，有的段落只有一个例子，有的段落有连续两三个围绕主题的例子。结果很明显。段落中例子越多，该段落的信息越有可能被学生记住。

另外，使用现实世界中学习者熟悉的情况作为事例最有效。还记得"梅布尔姑姑好吃的苹果派"吗？这不是由一个陌生人做出来的抽象食物，而是由至亲的家人烹煮的实实在在的食物。针对某个需要记忆的信息所使用的例子越是个人化，该信息被编码得就越精细，那么它就越有可能被学习者记住。

为什么例子能这么有效？因为这些例子似乎利用了大脑对模式匹配的自然偏爱。在学习新知识时，如果我们可以将一条新信息与已在我们大脑中存在的某个信息建立起联系的话，那么我们大脑对新信息的加工将更容易。在我们对新信息进行编码的同时，大脑对这新旧两个输入进行比较，寻找相似与不同。提供例子在认知上就相当于给门增加把手。提供的例子使信息更精细、复杂，也就能被大脑更好地编码，因此使学习者获得更好的学习效果。

引人注目的开场白

开场白也很重要。大学本科时，我们遇到了一个很特别的教授，观察他的某些行为，我们简直可以称其为疯子。他教授电影史，有一天，他要向我们说明在传统上艺术电影是如何表现情感脆弱性的。在讲课的过程中，他开始一件一件地脱衣服。他首先脱下了毛衣，然后，一个接着一个地解开了衬衫的纽扣，并将衬衫脱了下来，露出里面的 T 恤，接着他解开腰带，裤子"哗"地一下掉在他的脚边，谢天谢地，出现在我们面前的是他的运动短裤。他的眼睛闪闪发亮，向我们高声说道："从今以后，你们可能永远都不会忘记，一些艺术电影使用裸露的身体表现情感的脆弱性，有什么能比浑身赤裸更脆弱呢？"我们都很感激他这种授课方式。

我永远都不会忘记大学电影课这个单元的介绍，虽然我不推荐在现实的课堂上定期模仿这位老师的举动。不过这种容易记得的方式说明了学习的一个时间原则：如果你是一个新手，无论是在商业领域还是教育界，当你初次暴露在某一信息流中时，周围所发生的事件对你日后能否准确地回忆起这些信息起到了非常重要的作用。如果你想让某人记住你所传达的信息，那么你制造吸引眼球的介绍能力可能是你取得此次使命成功的一个最关键的因素。

为什么如此强调最初时刻？由于大脑中存储某一事件记忆的地方，也是最初被用于感知学习事件的区域。在学习时刻，学习者利用越多的脑结构就意味着安装了越多的门把手，也就使日后学习者更容易回忆起记忆的信息。

其他行业也碰巧遇到了这个"时间"概念。年轻导演经常从他们的电影界前辈那里听到：一部电影要在片头字幕出现后的 3 分钟之内将观众牢牢抓住，这样这部电影才能吸引人（当然也能取得商业上的成功）。演讲专家也说，一次演讲的前 30 秒钟就能决定你是赢得还是输掉了吸引听众的这场战斗。

这对那些想成功举办一次引人注目的商品展示的企业家们来说，意味着什么呢？或者，对那些想要向学生介绍一个复杂题目的教育工作者来说意味着什么？鉴于研究结果对教育、商业领域具有非同一般的重要性，你可能会期待看到关于这一主题的一些严肃的科学文献。令人惊讶的是，很少有研究资料是关于大脑如何注意现实世界中的事物这方面问题的，我在"注意"一章中已经谈到这个情况了。仅有的资料表明，那些电影界前辈以及演说家们的确说对了一些事。

熟悉的场景

我们知道，学习和检索发生在相同环境条件下具有重要的意义，但我们对"相同的环境条件"还没有一个明确的定义。有许多方法可以探讨这一想法。

我曾经给一组教师就如何指导那些想在家里教孩子英文、西班牙文的父母一些建议，一个非常令人泄气的调查结果显示：暴露在双语环境下的许多孩子，他们每种语言的习得率均有下降，有时下降的幅度颇大。我向他们讲述了那次水下实验的数据，然后建议他们，在家里设一个"西班牙语屋"，并为这个房间订立一个规则：那就是在这个房间只能说西班牙语。房间里可以装饰一些西班牙饰品，墙上贴满西班牙单词的大幅图片。所有的西班牙语都要在这个房间教授，英语则不在这个房间教授。没有想到父母们告诉我这个方法很管用。

通过这种方式，编码环境和检索环境就有可能是相同的。在学习时刻，许多环境特征，甚至那些与学习目标无关的特征，也可能与学习内容一道被编码输入记忆。环境使编码更详细，这与给门安上更多的把手有异曲同工之妙。当这些相同的环境线索相遇时，它们可能直接引向学习目标，这仅仅是因为它们都植根于最初的记忆痕迹。

美国的营销专业人士知道这个现象已经有些年头了。如果我写几个词组，如"粉红色的兔子"、"敲鼓"以及"不停地"，然后请你根据上面的三个词组再写一个单词或词组，你会写什么呢？这三个短语之间没有任何正式关系，但如果你在美国待上一段时间，你最有可能写的单词是，比如"电池"或"劲量"[①]。

在商业和教育的现实世界里将编码环境与检索环境保持同一性，这是什么意思？如果编码环境与检索环境存在于脱离常规的戏剧性差异背景下时，结果将十分惊人（水下环境和沙滩上环境非常不同，测试的结果也差别很大）。但是，为了取得效果，建立的环境应该与常规生活有怎样的不同呢？

可能很简单，比如，口试的项目以口头的方式来学习，而不是通过温习书面材料的方式学习。或许未来的飞机机械师应该在发生实际维修事件的修理厂学习机械修理。

---

① Energizer，电池品牌，在美国，劲量电池的代言物是只粉红色的玩具兔子，而且一直不停地敲鼓。——译者注

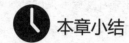 **本章小结**

定律 **5**

短期记忆取决于最初几秒间

● 大脑有许多类型的记忆系统。其中的一类有4个连续的处理阶段：编码，存储，检索和遗忘。

● 信息一进入到你的大脑就立刻被分裂成碎片，然后被送到大脑皮层的不同区域储存。

● 那些能够预测学到的东西是否在日后能够被记起的大多数事件，都发生在学习的最初时刻。我们在记忆的最初时刻对其编码得越精细，记忆就越牢固。

● 如果你能够复制你在记忆某个事情时的周围环境，你可以提高记起这个事情的概率。

Br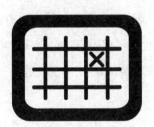in
Rules

long-term memory
长期记忆

定律**6**#
长期记忆取决于有规律的重复

多年来，教科书一直用一个比喻来描述记忆是如何产生的，比喻中有坏脾气的码头搬运工、一个大型书店和一个小的装卸码头。一个事件被加工成为记忆这个过程好比有人将一捆一捆的书籍卸在码头上。如果搬运工将书拖进书店，那么书（对某个事件的记忆）将永远存在书店里（人的大脑）。由于装卸码头很小，在一定时间内只能处理几捆书。如果有人在前一批图书还没有被处理完之前就卸下了一批新书在码头上，坏脾气的装卸工人对以前那批图书的处理方式就是简单地把它们推到一边去。

现在没有人再用这个比喻了，而且有充分的理由可以证明这是一个可喜的放弃。与比喻中所描绘的记忆相比，短时记忆是一个更活跃，不连续，非常复杂的过程。我们现在猜测，短时记忆实际上是一系列暂时记忆容量的总和。每个记忆容量专注于处理特定类型的信息，它们每个的运转方式都基本相同。为了反映短时记忆的这一多元"才能"，短时记忆现在被称为工作记忆。也许解释工作记忆的最好方式是在它运行的过程中对它进行描述。

我想不出比国际象棋界第一个真正的"摇滚巨星"米格尔·纳道尔夫（Miguel Najdorf）更好的例子了，很少有人能像他这样轻松地对待自己的伟大。

他身材不高，衣冠楚楚，拥有一副磁性的嗓音，不过他有一个令人讨厌的习惯，他总是喜欢询问观众，问他们对自己所做的一切有什么想法。纳道尔夫在 1939 年随国家队到布宜诺斯艾利斯参加比赛。两周后，德军入侵了纳道尔夫的祖国波兰。由于无法回国，纳道尔夫躲过了那场大屠杀，安全地躲在阿根廷。而他的父母、四个兄弟以及他的妻子都死在了德军的集中营里。他曾经同时进行了 45 场的象棋比赛，作为一个宣传噱头，他希望幸存的家人会读到关于这次比赛的报道，能够与他联系。他赢了其中的 39 场，平 4 场，输 2 场。一口气同时进行 45 场比赛，这事情本身已经够惊人的了，更令人难以置信的是，在 11 个小时进行的 45 场比赛中，他一直是蒙着双眼的。

你没有看错。纳道尔夫在整个比赛中从来没有看过任何一个棋盘或棋子一眼，他完全在自己的心里与 45 个对手对弈。从接收到的每个对手每一步棋的口头信息，到将每张棋盘清楚地在心中呈现出来，工作记忆的几个组成部分在纳道尔夫心里同时在运转着，这使得他在自己的专业领域如鱼得水。你我的工作记忆也是如此运转的（只不过效率也许稍有不同）。

现在我们已经知道，工作记忆是一个繁忙的、临时的工作场所，它的功能类似计算机的桌面，大脑用它处理新接收到的信息。阿兰·贝德利（Alan Baddeley）一直在研究工作记忆的特点，他是一名英国的科学家，长得非常像电影《美好人生》（*It's a Wonderful Life*）里的天使克拉伦斯。贝德利因为描述了工作记忆的三成分模型：听觉、视觉和执行而蜚声学术界。

三成分模型的第一部分，被贝德利称为语音回路（a phonological loop），它让我们保留一些听觉信息，也就是说，这部分被分配给语言类信息。蒙着双眼的纳道尔夫之所以能够利用语音回路，是因为他的对手被要求在比赛过程中要大声说出自己的每一步棋。

三成分模型的第二部分让我们记住了一些视觉信息，这部分存储寄存器被分配给大脑遇到的任何图像和空间输入信息。贝德利称之为视觉空间画板（a visual-spatial sketchpad）。纳道尔夫将每盘棋局在心中形象化显现的时候就用到了它。

第三部分起到控制功能作用，被称为中央执行系统（the central executive），主管工作记忆中信息的流动方式。纳道尔夫使用这种能力，将同时进行的 45 场比赛——区别开来。

在他后来出版的研究成果中，贝德利在原有模型的基础上增加了被称为情节缓冲器（episodic buffer）的第四个组成成分，情节缓冲器用来保存一个人可能会听到的完整事件或情境。但对这个缓冲器来说学术界还没有进行广泛的调查。不管对工作记忆最终会发现多少平行系统，研究人员一致认为，所有的组成部分都有两个重要的特点：它们的存量有限，持续时间有限。如果信息没有被转变成一个更持久的形式，它将会很快消失。正如你还记得的那样，我们的老朋友艾宾浩斯第一个证明了存在两种类型的记忆系统，短时记忆和长期记忆。他进一步证明，在一定条件下，"重复"可以将一种形式的记忆转换成另一种形式。将短时记忆痕迹转换成较长、扎实记忆形式的过程被称为记忆固化。

固　化

开始时，记忆痕迹很灵活，不稳定，容易被修改，并且有灭绝的危险。我们在某一天中遇到的大部分信息输入，都属于这一类。但是，有一些记忆一直伴随着我们。最初这些记忆是脆弱的，但随着时间的推移它们逐渐强化，并变得越来越持久。最终它们达到一个似乎可以被无限次检索回忆的状态，而且在这种状态下它们不能被修改。不过，正如我们将看到的那样，它们可能没有我们想象的那样稳定。尽管如此，我们还是称这种形式的记忆为长期记忆。

与工作记忆一样，长期记忆似乎也有不同的形式，而且彼此之间一直在相互作用。不过，与工作记忆不同，学者们对这些形式究竟是什么并未达成完全的共识。大多数研究人员认为，长期记忆中存在于语意记忆系统（semantic memory system）[①]，负责记住诸如玛莎姨妈最喜欢的衣服，高中时你的体重这类事情。还有很多研究者相信长期记忆中存在于情节记忆（episodic memory）[②]系统，负责牢记过去经历过的"事件"，带有人物、情节和事件标记（比如你的第 25 次高中同学聚会），它的一个子集是自传体记忆（autobiographical memory）[③]，该记忆描述了一个熟悉的主角：你自己。我们过去认为固化这一指导短时记忆转向更稳定的长期记忆形式的机制，只影响新近的记忆获得，一旦记忆加固，它就再也不会回到其最初脆弱的状态了，现在我们不再这么认为了。

以我经历的一个故事为例，在我儿子 6 岁那年，一天我和他一起观看了一部有关狗的电视纪录片。当一个长着黑色长嘴巴的德国牧羊犬出现在电视屏幕上时，发生在我大约 6 岁时的一个事件如洪水般涌入我的脑海。

1960 年的时候，住在我家后院的邻居家养了一条狗，不过他们家总是在周六的时候忘记喂狗，因此那条狗很饿。于是，每个周六的早上 8 点整，它都会准时地跳过栅栏跑向我家的金属垃圾桶，翻腾里面的东西，并在那里开始就餐。我爸爸烦透了这只狗，于是一个星期五的晚上他决定要给我们家的垃圾桶通上电，这样如果那只狗再将它那湿漉漉的鼻子碰到桶边上，它就会被电到。第二天早上，爸爸早早地叫醒全家人，一起观看他的"热狗"节目。不过让爸爸失望的是，那只狗直到 8:30 的时候才跳过栅栏，而且没有到垃圾桶里翻东西吃。它在我家的后院四处撒尿留了标记，表示这是它的领土。狗越来越靠近垃圾桶，爸爸笑了，当它抬起后腿，准备在垃圾桶上留下标志的时候，爸爸高兴地大叫："好！"无需事先了解哺乳动物尿液中电解质的浓度这类知识，你也可以知道当狗在我家垃圾桶上留下标志的时候，它同时也完

[①] 脑中储存字汇和事件的区域，最常被用在教学现场中，是典型的教室学习技巧。——译者注
[②] 指有关生活情节的实况记忆，如将某人在某时某地的音容笑貌等绘声绘色地记下来。——译者注
[③] 指对个人复杂生活事件的混合记忆，与记忆的自我体验紧密相联。——译者注

成了一个强大的电路。它的颅脑神经元被激发，它未来的生殖能力看来成问题了，狗狂吠起来，跑回到自己主人的身边。那只狗再也没有踏入我家后院半步，事实上，它再也没有在我家 100 米的范围内出现。我家邻居的狗也是一只德国牧羊犬，也有一个独特的黑色长嘴巴，就和在电视节目中看到的一样。我已经很多年没有想过这个事件了。

当我的那段关于狗的记忆被召唤回来的时候，究竟发生了什么事？有越来越多的证据显示，当以前的固化了的记忆被从长期记忆系统召唤到意识中时，它又恢复到以前易变、不稳定的状态，就像刚刚被输入工作记忆中一样，这些记忆需要被重新加工，才能维持在一个稳定的形式内。这就意味着我小时候的那个"热狗"故事，每次被回忆起时，都要被重新固化。这个过程被称为记忆再固化。这些数据让一些科学家开始质疑整个人类记忆的稳定性概念。如果固化不是有序的一次性事件，而是随着一个记忆痕迹被重新唤醒时反复出现的事件，那就意味着我们大脑中永久存储器只用来存储那些我们选择不去回忆的记忆。噢，天啊！那是不是意味着我们永远不知道生命中究竟哪些事物是永恒存在的吗？一些科学家认为情况确实如此。如果这是真的，那么我将要谈到的学习过程中不断的重复就非常重要了。

像许多激进的大学教授一样，我们的检索系统功能强大，足以改变我们过去的观念，但它没有提供任何实质性事物来代替这些概念。究竟这些是如何发生的，这个问题是我们遇到的一系列难题中最重要的一个，然而至今我们还不知道问题的答案是什么。不过研究人员已经将检索机制理顺为两个通用的模型：一个是被动想象的图书馆，另一个是主动想象的犯罪现场。

在图书馆模式中，记忆储存在我们头脑里的方式与图书保存在图书馆里的方式是一样的。检索系统接到命令后开始在我们大脑的"馆藏"中浏览，然后找到检索命令要求的那个特定"馆藏"。一旦选定后，"馆藏"的内容被带进自觉意识，这样记忆就被检索了。这种温和的过程有时被称为再生检索。

另一种模式将我们的记忆想象成一系列犯罪现场的集合，每个现场都有一个福尔摩斯。检索从召唤侦探到某一特定犯罪现场开始，这个"现场"总是由一些零碎的记忆构成。一到达现场，福尔摩斯先生就检查了现有的部分证据，然后，基于推理和猜测，侦探重建了案发现场，即重建了记忆。在此模式中，检索不是对头脑中一个已被完全复制的、生动详尽记忆的被动检查。相反，检索是一个主动的调查努力，基于零散的数据重建事实。

哪个才是正确的呢？答案令人惊讶，两个都是正确的。古代哲学家和现代科学家一致认为，我们有不同类型的检索系统。我们究竟使用哪个检索系统可能取决于被搜寻信息的种类以及从最初记忆形成至检索之时用去了多长的时间。对这一不同寻常的事实，还需要做一些解释。

留意缝隙

在一次学习结束之后相对较早的一段时间（比如学习后的几分钟到几小时到几天），检索系统允许我们对某一记忆再生出一个相当具体和详细的账目，这个可以比拟为图书馆模式。但是，随着时间的推移，我们逐步切换到福尔摩斯风格的检索方式。转变的原因是，随着时间的推移，不可避免地导致我们脑海中某些事件和事实的削弱，这些事件和事实对我们来说曾经十分明确和具体。为了填补缺失的空白，大脑被迫依靠部分片段进行推论，甚至是完全的猜测，而且常常（也是最令人不安的）依赖与实际事件不相关的记忆进行推测。而在实质上，这是完全的重建，就像一个侦探凭着靠不住的想象来还原犯罪现场一样。这些都是为了创建一个完整而连贯的故事而服务的，尽管现实并非如此，大脑却喜欢这么做。因此，随着时间的推移，大脑的许多检索系统似乎要经历一个逐步的转换，从具体和详细的复制到这种更普遍和抽象的回忆。

让我们假设你是一个刚刚上高中的新生，你认识一位名字叫丹尼尔·奥弗的精神科医生。你们一碰面，他就取出一份调查问卷，请你回答一些比较私密的问题，如：宗教是否有助于你的成长？是否遭受过体罚？你的父母是否鼓励你参加体育运动？等等。现在，假设 34 年过去了。丹尼尔又找到已经成年的你，给了你同样的调查问卷要你填写。你不知道的是，他还保留着你在高中时代的问卷，他比较了你的两份答案。比较的结果怎么样？一个词——可怕。实际上，你青少年时代编码形成的记忆与你成年时的回忆很少有相似之处，就如丹尼尔发现的那样。丹尼尔·奥弗就是有这样的耐心，真的做了这样的实验。就拿体罚这个问题来说吧，虽然只有 1/3 成人回忆起自己遭受过任何形式的体罚，如打屁股，丹尼尔发现，几乎 90% 的青少年给了这个问题以十分肯定的回答：他们挨过体罚。这些数据只是一系列资料的一部分，它们都能说明福尔摩斯风格的检索非常不准确。

为了使一个故事连贯，大脑会乐于插入一些虚假的信息，这种想法强调了大脑的一个令人钦佩的愿望，它要将困惑和混乱的世界变得有条理有组织。大脑不断接收新的输入，需要将它们中的一部分存储在头脑中某个地方，而这个地方已经存储有以往的一些经历。大脑通过将新信息与以前存储的信息连接起来，弄明白了世界的含义。这就意味着新输入大脑的信息经常要对以前的已经存在于脑中的事件记忆进行重新塑造，然后大脑再将整个重新创作的记忆送回去重新存储起来。这是什么意思呢？意思就是，现在的知识可以渗透到过去的记忆中，与过去的记忆缠绕在一起，仿佛它们被意外地放在了一起。这样的记忆可以给你提供一个针对现实的大致见解吗？当然可以。顺便说一句，大脑的这种记忆趋势，会使刑事司法系统发狂的。

重 复

鉴于大脑的这种推论性的偏好，还有希望建立起靠得住的长期记忆吗？就如大脑定律所表明的那样，答案是肯定的。记忆可能无法在学习的时刻被固定下来，但是通过在特定时间间隔进行的重复，记忆是可以被固定下来的。

考虑到其潜在的商业、教育价值，我们是时候该谈一谈它了。

下面是一个小测试，涉及工作记忆的语音回路。请你注视下列字符大约30秒钟，然后将它遮住，再继续往下读。

3$8?A%9

你能回忆起这串字符吗？你可以不用在内心里排练就能做到这一点吗？如果你做不到，也不要惊慌。一般人都可以同时将七条信息在大脑里保持大约不到30秒的时间！如果在这短短的一段时间没有发生什么事情的话，这些信息就将很快消失。如果你想将这30秒延长，比如说，延长到几分钟，甚至一两个钟头，那么你需要将自己持续不断地暴露在信息前。这种类型的重复有时被称为维持性复述（maintenance rehearsal）[①]。我们现在知道，维持性复述对将信息保存在工作记忆中很有作用，当然是在一个较短的时间范围内保持。我们也知道，有一个更好的办法可以将信息转化为长期记忆。是什么方法呢？为了更好地形容它，我想用我第一次看到有人死去的经历来讲述它。

事实上，那次我看到8个人去世。我的父亲是一名空军官员，所以从小我就经常看到军用飞机在天空中翱翔。但是，一天下午，我抬头看到一架运输机在天上做着我以前从来没有见过、以后也未见过的动作。那架飞机旋转着向下坠落，最终在距离我大约500英尺的地方坠地，机毁人亡，我感到了爆炸的冲击波和热浪。

对这条信息我有两件事可以做：保守秘密，把它完全放在心里，或者告诉全世界。而我选择了后者。我立即跑回家告诉父母这件事，然后打电话约一些朋友出来见面。我和朋友们决定去冷饮店喝汽水，并开始议论刚刚发生的事情。我们谈到了发动机引擎的声音、我们的惊奇以及恐惧。那场事故非常可怕，事故发生后的一周我们一直在谈论这件事，以致大家都对这个问题都有点儿厌倦了。我的一位老师就曾禁止我们上课时间谈这件事，威胁我们

[①] 是指一遍一遍地、原封不动地重复要记忆的信息。维持性复述的主要作用是使信息暂时地保存在工作记忆中，以便使用。——译者注

要让我们穿上写着"说得够多了"的 T 恤衫。

为什么至今我还记得这个事件的细节呢？那是因为，尽管当时老师发出了 T 恤衫警告，但我还是想唠叨唠叨这段经历，这种渴望为回答这个问题提供了重要的线索。事故发生后我们不断谈论到这件事，这就迫使我一直都暴露在这些基本事实下，这种现象被称为精细复述（elaborative rehearsal）①，它是重复的一种，是获得强大检索最有效的方式。大量的研究表明，在一个事件发生之后，立刻思考或者讨论这件事，有助于增强对这一事件的记忆，甚至能够决定形成记忆的种类，这种趋势对执法专业人士极为重要。这也说明了为什么在一场犯罪发生后，尽可能让证人立刻提供信息具有十分重要的意义。

在差不多 100 年前，艾宾浩斯就已详尽地阐述了重复的作用，他甚至还创造了"遗忘曲线"（forgetting curves）②，该曲线表明大量的记忆在最初接触某些被记忆材料后的一或两个小时就消失了。他还证明，这种记忆丧失可以通过有意的重复大大减少。在重新接触被记忆的材料过程中，时间概念非常关键，我将从三个方面来阐述它。

将输入间隔开

记忆很像水泥，需要大量的时间才能形成永久的形式。虽然它一直都在忙着硬化，但人类记忆极易被修改。之所以这样，大概是因为新编码的信息能够重新塑造、磨损以前存在的记忆痕迹。当学习以连续、不间断的形式发生时，就像在大多数的会议室、教室发生的那样，这种干扰尤其明显。当学习内容以一种无法停止的、不可重复的方式被一浪接一浪地灌给木头人一般的学生时，学生头脑中发生这种混淆的可能性在不断增加。

---

① 指将要记忆的信息与已储存在长时记忆中的信息建立联系的过程。——译者注
② 德国心理学家艾宾浩斯研究发现，遗忘在学习之后立即开始，而且遗忘的进程并不是均匀的。最初遗忘速度很快，以后逐渐缓慢。他认为"保持和遗忘是时间的函数"，并根据他的实验结果绘成描述遗忘进程的曲线，即著名的艾宾浩斯记忆遗忘曲线。——译者注

　　不过，这儿也有个好消息。如果信息以刻意的分步学习方式提供给学生，那么这种干扰就不会发生。事实上，在特定的时间间隔反复将自己暴露在信息之中，这为人类提供了将记忆固定在大脑中最有力的方式。为什么会这样呢？被学习的信息以电子信号形式进入人的大脑，对该学习的记忆要经过多次的重复才能慢慢建立起来，这时被调动来存储这些信息的神经网络逐步重新改造这些信号，不过这些神经网络并不与那些以前被调动用来存储类似学习信息的神经网络发生冲突。这种想法表明，连续的重复循环帮助人脑创造了添加知识库的经验，而不是与原房客——已存在于大脑的记忆痕迹之间发生干扰。

　　当一个生动的记忆被检索的时候，大脑的一个区域始终处在非常活跃的状态。该区域位于左内侧前额皮层。在学习的时候，这个区域的活动可以通过功能性磁共振成像仪器 fMRI（ functional magnetic resonance imaging ）捕捉到，大脑这个区域的活动能够说明存储在大脑中的某些东西是否被清晰、详细地回忆起来。如果科学家想知道你的大脑是否以强有力的方式检索某些事情的记忆，他们不必问你，只要依靠这些大脑的活动就可以了，他们只需看看机器的显示，进而观察你左内侧前额皮层正在做些什么。

　　根据这些基本知识，科学家罗伯特·瓦格纳（ Robert Wagner ）设计了一项实验，在实验中两组学生被要求背诵一系列的单词。第一组学生通过大规模的重复来记忆，让人想起学生考试前恶补的样子；第二组学生在较长的一段时间内，以一定的时间间隔来记忆这些单词，并且不允许这组学生以恶补的方式背诵。就精确检索而言，第一组的表现远不如第二组；他们左内侧前额皮层的活动大大减少了。根据这些结果，美国哈佛大学心理学教授丹·沙克特（ Dan Schacter ）曾对一些学生说："如果距离期末考试只有一周的时间，你打算对某一科目复习 10 遍，那么在一周的时间将 10 次复习间隔开进行，要比一股脑儿将 10 次复习挤在一起进行效果要好得多。"

　　总的说来，重复和记忆之间的关系是很清楚的。如果你想在日后回忆起某信息,那么就有意地将自己反复暴露于该信息之下。如果你想在将来可以高品质地回忆起某个信息,那么要有意地将自己反复暴露于被更精致加工后的信息之下。如果你想将来的回忆尽可能鲜活,那么就在固定的时间间隔,有意地将自己反复暴露于更精致的信息之下。当新信息被逐步纳入存储库,而不是一股脑地一次将它们塞进去时,这个时刻学习的效果才最好。所以,在教室、会议室里为什么我们不使用这种模式呢?部分原因是因为教育工作者和商业界人士不经常阅读《神经科学杂志》;另一部分原因是因为阅读了该学报的人还不能确定多长的时间间隔才可以产生这魔力般的效果,而并非时间问题不是研究的重点。事实上,我们可以在时间的基础上将固化过程分为两大类:快速的和慢速的。为了解释时间问题是如何被列入记忆的形成,我想停一下,给你讲一下我与妻子的相恋经过。

引发兴趣

当第一次遇到卡里的时候我正在和别的女孩儿约会,她也是一样,有约会的男友。但是,自那之后我一直都记得她。卡里身材窈窕,容貌秀丽,她还是艾美奖提名的作曲家,才华横溢,总之,她是我见过的最棒的人之一。六个月后,我们又都成了单身,我立即约她出来。自从那天我们在一起度过了美好的时光后,我开始时不时地想到她。后来我发现,她也有同样的感觉。于是我再次约她出来,很快我们便开始经常约会了。两个月后,每次我们约会的时候,我都觉得心脏"怦怦"狂跳,胃里面也是热浪翻滚,而且手心里总是汗津津的。最后,不用看到她本人,只要一张她的照片或者一股她涂过的香水味道,或者……只是音乐,都会让我心跳加快。甚至只要一想到她,就可以让我狂喜上几个小时。我知道我爱上她了。

发生了什么事情竟然引起如此的变化?随着与这个优秀女人接触得越来越多,我对她变得越来越敏感,只需越来越小的"输入"线索就可以引起我越来越强烈的"输出"反应。影响是长久的,我们在一起已经差不多30年了。将这些心理的原因留给诗人和精神科医生去研究吧，我想说明的是，持续增加的有限暴露能够导致越来越强烈的反应，这种观点说明了神经元是如何学习新事物的，只有它不被称作浪漫，它被称为长时程增强（long-term potentiation）[①]。

为描述 LTP（长时程增强），我们必须先离开"高高在上"的行为研究世界，向下逐渐来到更为亲密的细胞、分子研究世界。假设你和我正在一个实验室里观察两个住在皮氏培养皿[②]里面的海马神经元的活动，通过突触这两个神经元保持密切的联系。我称突触前的神经元为"老师"、突触后的神经元为"学生"。老师神经元的目的就是将信息（本质上是电子的）传递给学生细胞。让我们给老师神经元一些刺激，激发细胞发出一个电子信号给学生细胞。在很短的时间内，学生细胞受到刺激并兴奋地做出回应。两个细胞之间突触的联系可以说暂时"加强"了，这个现象称为早期 LTP。

不幸的是，这种兴奋只持续了一两个小时。如果在大约 90 分钟的时间内学生神经元没有从老师神经元那里得到相同的信息，学生神经元的兴奋水平将消失。可以说，细胞本身又重置为零，就像什么事情也没发生一样，随时准备接收任何其他的信号。

很明显，早期 LTP 与老师神经元以及我们现实中的教师的目的是不一致的。怎样才能将初始的兴奋转换成一种长期的形式呢？是否有办法可以把学生短暂的反应转变成一个长期反应呢？

你猜得没错，的确有办法，那就是：一段时间过去后，信息要被重复。如果老师细胞只将信号发给学生细胞一次，学生细胞经历的兴奋将很短暂。但是，如果该信息在离散的时间间隔多次被激发（实验中，大约每隔 10 分钟左右研究者刺激一下培养皿中的细胞，总共刺激三次），老师神经元和学生神

---

① 是一种快速建立而持久作用的突触反应性增强，由于具有协同性、特异性、长时性等特点，被认为是学习、记忆的神经基础。——译者注

② 实验室用于培养细菌等的有盖小玻璃盆。——译者注

经元之间的关系开始发生变化。就像几次约会后我和卡里的关系一样，从老师那里越来越少的输入，就可以引起学生越来越强烈的输出。这种反应被称为"晚期LTP"。即使在两个神经元之间的微小、孤立世界中，定时重复也与学习是否会发生密切相关。

突触固化所需的时间间隔是以分钟和小时为单位衡量的，这就是为什么它被称为快速固化。但是，不要因为时间短而误解它的重要性。如果对这个发展中的关系的某一部分有任何行为、药理或遗传的操纵干预，都将最终阻碍记忆的形成。

这些数据坚实地表明，在学习过程中重复至关重要，至少，对于我们刚刚谈到的培养皿中的那两个神经元来说是这样的。那么对于课堂上的两个人又如何呢？细胞之间相对简单的世界完全不同于人脑的复杂世界。在人脑中单一的神经元与其他神经元有着数以百计的突触联系是非常普遍的现象。

这将把我们引向另外一种长期形式的固化过程，它有时被称为"系统固化"，有时称为"慢速固化"。正如我们将要看到的，慢，可能也是个不错的词汇。

吵吵闹闹的婚姻

我想，我所经历的核毁灭记忆是解释突触固化与系统固化之间差异的一个很好的方式。1968年8月22日，冷战到了白热化的程度。这一天，我正在一所中学上历史课。那时我与在空军服务的家人一起生活在德国中部的一个空军基地，如果有原子弹袭击欧洲，我们这里可能就成为一片废墟了。

如果你参观过我们的历史课，我想你是不会喜欢它的。对拿破仑战争这样奇妙、紧张的主题，课程竟以单调的方式讲述，我们的老师是法国人，她真希望自己不是。但是那天，即使是上课也没有办法帮我集中精神，前一天发生的一件事还在我脑海里萦绕。1968年8月21日早上，一支由苏联和华约成员国组成的联合特遣队入侵当时的捷克斯洛伐克。我们的空军基地进入了高度戒备状态，而我的父亲，一名美国空军，在前一天晚上执行任务时离开了家。不妙的是，他还没有回来。

老师指着墙上大幅奥斯特利茨战役的油画，乏味地讲述着拿破仑早期进行的一些战争。突然，她愤怒的声音在我耳边炸响："还需要我再问你一遍吗？"我从为父亲的担心中回过神来，发现她已经站在我的桌旁。老师清了一下喉咙，对我说道："我刚才说的是：'在这场战役中，拿破仑的敌人是谁？'"我突然意识到她是在和我讲话，慌乱之中，涌在我混乱大脑里的几个词汇脱口而出："华约国家的军队！不，等等，我的意思是苏联！"幸运的是，老师也有一丝幽默感，对那天发生的事情也有一些了解。在全班同学哄堂大笑的时候，老师的态度迅速软化下来，拍了拍我的肩膀，然后走回到讲台前，摇着头说："拿破仑这次战役的敌人是俄罗斯和奥地利联军。"稍稍停顿一下，她接着说："不过拿破仑击败了他们。"

现在差不多过去40年了，许多记忆系统参与帮助我找回了这段屈辱的记忆，我想用这段记忆的一些细节来描述系统固化的时间特性。

像奥斯特利茨战役一样，我们的神经病学故事中也有几支神经军队。第一支军队就是皮层，就是那些覆盖在大脑上的一层薄薄的神经，它们就像笼罩在战场上空的空气一样；第二支军队，有点绕口，称为内侧颞叶（medial temporal lobe）。这支军队里有我们非常熟悉的老兵，那就是经常被提到的海马。作为边缘系统（limbic system）①极有价值的一部分，海马有助于塑造很多记忆类型的长期特性。我们刚刚讨论过的那两个培养皿中细胞的师生关系，就发生在海马。

皮层与内侧颞叶绞在一起的方式告诉我们长期记忆是怎样形成的。从皮层弹出的神经元蜿蜒来到内侧颞叶，这让海马可以偷听到皮层接收的信息。神经通路也从内侧颞叶爆发，蠕动着回到皮层，带回了窃听到的信息。这个

---

① 边缘系统的主要部分环绕大脑两半球内侧形成一个闭合的环，故此得名。边缘系统内部互相连接与神经系统其他部分也有广泛的联系。它参与感觉、内脏活动的调节并与情绪、行为、学习和记忆等心理活动密切相关。——译者注

环路可以让海马向以前受到刺激的皮层区域发出命令，同时从这些区域搜集信息。它还使我们能够形成记忆，我现在有能力将这些讲述给你，这个环路也从中发挥了很大的作用。

皮层与内侧颞叶的联系最终导致长期记忆的形成。即使对此已经进行了30年的研究，但我们还是不十分清楚它们是如何运转以提供稳定的记忆。不过，我们知道一些它们之间通讯的特点：

（1）感觉信息从皮层进入海马，通过海马与皮层的反向联系，记忆在皮层形成。

（2）它们之间的电子婚姻一开始就令人惊讶地亲密，它们一直在闲聊。在初始刺激消失很久之后，海马和相关皮层神经元仍然在"哇啦哇啦"地谈论着它。甚至那晚我上床睡觉后，海马还在忙着将奥斯特利茨战役的信号反馈给皮层，在我睡着了的时候，它们一遍一遍地重演着这段记忆。这种脱机处理无疑给我们倡导的良好睡眠习惯提供了一个强大的理由。关于睡眠的重要性我将在定律7中详细说明。

（3）虽然这些区域积极参与，不过在它们斡旋下的任何记忆还是不稳定的，易于被修改，但事情并不是一直这样。

（4）过了一段时间后，海马会放开皮层，有效地终止两者的关系。这就留下皮层自己来保持某个事件的记忆。但有一个事项要引起注意。只有当皮层记忆首先完全固化，记忆从短暂的、易被修改的状态转变成长期的固定状态的时候，海马才能申请结束这种细胞婚姻关系。这一过程是系统固化的核心，它要涉及支持特定记忆痕迹的脑区域的一个复杂重组。

那么，一旦一条信息被长期存储，需要多长时间它才能转变成完全稳定的状态呢？或者，我们换个方式来问：需要过多长时间海马才可以与皮层脱离关系呢？几个小时？几天？还是几个月？答案几乎让每个首次听到它的人都吃惊不已。答案是：需要几年的时间。

移动中的记忆

还记得 H.M. 吗？那个通过外科手术切除了海马的小伙子，他编码新信息的能力也随着海马的摘除而丧失了。在两个小时的时间里，H.M. 与你第二次相遇，但他的脑海中完全没有你们第一次相遇的记忆。这种没有能力对信息进行编码以备长期存储的现象被称为顺行性遗忘（anterograde amnesia）。后来，这位著名的病人被发现原来还患有逆行性失忆症（retrograde amnesia），他过去的记忆都消失了。你可以问 H.M. 发生在手术前三年的一些事情，他没有这方面的记忆。问到手术前七年的一些事情，他还是没有记忆。据此，你可能会推测，由于海马缺失造成了他记忆的完全丧失。不过，如果你这么想，那么你就错了。如果你再问 H.M. 一些更久远的事情，比如说，童年时代发生的事情，就像你我一样，他对那段时间的事情有完全正常的记忆。他记得他的家人，他生活过的地方以及各种活动的细节，等等。下面是他与研究他多年的一位学者之间的对话：

研究人员：你还能记得一些特殊的事件吗？比如某个活动、你的生日或者圣诞节？

（注意了，这个小伙子已经不记得他面前的这位研究人员了，尽管该学者已经与他共事很久。）

H.M.：关于圣诞节有些事挺矛盾的。

研究员：圣诞节怎么了？

H.M.：嗯，因为我的爸爸来自南方，他那里不像我们北方这样庆祝圣诞节。比如，房间里没有圣诞树。噢，不过他还是来到了北方，尽管他在路易斯安那州出生。我知道他出生的那个镇的名字。

如果 H.M. 可以记起非常久远的一些事情，那么在时间上肯定有一个点，从那个点开始他的记忆开始丧失。那个点究竟在哪里呢？经过仔细分析发现，他对那些发生在手术 11 年之前（也就是 1942 年以前）的一些事情的记忆还算完整。如果我们试着给他的记忆画个曲线图，我们会发现开始的分值非常高，然后，在手术进行的 11 年前曲线开始下降到几乎接近于零，并永远停在那里。

这意味着什么呢？如果海马参与了所有的记忆能力，那么海马的彻底摘除应该破坏了所有的记忆能力，将所有的记忆抹除干净才是，但是事实上并不是所有的记忆都被清除了。当某一事件被大脑长期储存后，在超过 10 年的时间里，海马一直与该事件的记忆形成有关。10 年之后，不知怎么的，记忆指派到另一个区域，一个不受 H.M. 脑损伤影响的区域去了，因此，H.M. 可以检索到这段记忆。H.M. 以及和他类似病人的数据告诉我们，在很多年里海马一直紧紧抓着新形成的记忆痕迹，不是几天，也不是几个月，而是几年，甚至是 10 年或者更久。系统固化，是将不稳定的记忆转变成持久形式的过程，这一过程可能需要几年的时间才能完成，在这段时间里，记忆是不稳定的。

当然，关于这一过程我们还有很多问题要问。在这期间的若干年里，记忆去哪里了？约瑟夫·勒杜（Joseph LeDoux）创造了术语"游动的记忆"（nomadic memory）来说明在大脑的神经荒野中记忆的漫长逗留。但是，这也没有回答我们的问题。目前没有人知道它去哪里了，或者它是否去了。另一个问题是：经过多年的培育，为什么海马最终还要断绝与皮层的关系呢？记忆一旦完全固化，它最终的休息处又在哪里？至少针对最后一个问题，答案还是确定的。记忆的最后休息处位于大脑的一个区域，这个区域对影迷来说十分熟悉，特别是如果你喜欢《绿野仙踪》《时光机器》《人猿星球》这类影片的话。

《人猿星球》于 1968 年上映，与苏联入侵捷克斯洛伐克是同一年，该片表现了有关世界末日的主题。影片的主人公，由查尔登·赫斯顿（Charleton Heston）扮演的一名宇航员，由于飞船失事降落到一个由类人猿统治的星球。影片结尾的最后几个镜头中，赫斯顿终于摆脱了这群邪恶的猴子，他走在一个海滩上，突然间看到了电影镜头之外的某些东西如此强大，迫使他不得不跪在地上。他尖叫道："你终于做到了。该死的，你们都应该下地狱！"接着用拳头击打着海浪，哭泣起来。

随着镜头从赫斯顿身上慢慢拉开，观众看到了一个熟悉雕塑的模糊轮廓。图像最终渐渐清晰，自由女神像出现在观众的眼前。塑像被半埋在沙里，这时观众终于明白了赫斯顿尖叫的原因。电影中赫斯顿经历的漫长冒险之旅，不是发生在异域的土地上，因为赫斯顿从未离开过地球。他的终点和出发点是同一个地方，唯一不同的是时间。他的飞船"坠毁"在遥远未来的地球上，一个由类人猿统治的经历了世界末日的地球。当我第一次遇到有关完全固化记忆最终安息之地的资料时，我立刻就想到了这部电影。

我在前面讲过，海马从皮层那里接收信息并同时将信息反馈给皮层。表述性记忆似乎最终被存储在那个最初对刺激进行初始化处理的皮层系统中。换句话说，记忆最后的安息之地正是最初作为记忆出发点的区域。唯一的区别是时间，而不是位置。这些数据不仅充分说明了存储问题，还说明了回忆问题。10年后，对一个完全固化的记忆痕迹进行检索，可能只是重建学习最初时刻的一个尝试，而这时的记忆时间只有几毫秒！因此，目前的模型看起来像这样：

（1）由于记忆的多元恢复，导致皮层内的突触改变逐渐累积，从而产生长期记忆。

（2）这种恢复由海马主导，也许要持续多年。

（3）记忆不受内侧颞叶支配，并且这一新的、更稳定的记忆痕迹被永久性地储存在大脑皮层中。

（4）检索机制可能重建那些在学习的最初时刻被调集去处理信息的神经元的原始模式。

遗 忘

生 于 1886 年 的 俄 罗 斯 记 者 所 罗 门·谢 里 谢 夫 斯 基（Solomon

Shereshevskii）似乎拥有无限的记忆容量，无论是用于存储还是检索。科学家给他一长串的名单让他去记忆，这些记忆项通常是数字和字母的组合，然后测试其回忆能力。每个记忆项他只要看上 3 ~ 4 秒钟的时间，用他的话来说，将每个记忆项"成像"，就可以将整个名单完整地复述下来，最多的一次，名单中的记忆项多达 70 个，他仍然可以将名单倒背如流。

在一次实验中，研究人员向谢里谢夫斯基展示了一个复杂的公式，该公式由大约 30 个字母和数字组成。在一次检索测试后（测试中谢里谢夫斯基完美地复述了这个公式），研究者将此公式封存在一个盒子，15 年之后科学家又拿出公式，找到谢里谢夫斯基，并请他重新复述一下公式。没有一丝的迟疑，他当场复述了这个公式，同样没有丝毫的错误。谢里谢夫斯基可以清晰、详细、永久地记住他所遇到的一切事物，却失去了将这些记忆组织成有意义模型的能力。就像生活在永不停止的暴风雪中，他将自己大部分生活看成是互相没有关联的感觉信息的刺眼雪花，他无法看到"全貌"，这意味着他不能专注于相关经历的共同之处，不能发现更大的、重复的模式。充满典型隐喻和比喻的诗歌，对他来说是无法理解的。事实上，他可能无法理解你刚刚读过的这句话，这已经影响了他的人体功能。

表述加工的最后一步是遗忘。遗忘对我们发挥自身其他方面的能力起着非常重要的作用，其中的原因很简单，遗忘使得我们可以将事件区分优先次序。如果我们给那些与我们生存无关的事件以与我们生存息息相关的事件同样的优先权，那么它们会占据我们的认知空间，造成浪费。因此，我们没有这样做，我们将对它们的记忆变得不稳定，从而忘掉它们。

遗忘似乎也有许多类型。研究遗忘这一现象的权威人士丹·沙克特教授在著作《记忆七宗罪》（*The Seven Sins of Memory*）中巧妙地对遗忘进行了分门别类。这七宗罪分别是：被堵塞的记忆（努力搜索某一信息，就在嘴边却怎么也说不上来）、分心（心不在焉，没有记住该记住的事）、空白、错认（误把幻想当作真实）、偏见（根据自己目前的认知，重新编辑甚至全盘改写以前的经验）、暗示（在唤起过去记忆时，因受到某种引导性的问题、评论或建议的影响，而使记忆遭到扭曲）、纠缠。对学生和企业家来说，丹·沙克特教授列出的这份目录读起来像是认知的恐怖屋。不管遗忘有多少种类型，它们都有一个共同点：帮助我们丢掉一些信息，而选择记住另外一些信息。通过这样做，遗忘帮助我们征服了地球。

一些想法

我们如何在课堂上、办公室里利用这些知识呢？探索对某一信息重复时间的研究可能是研究人员和教育、商业从业者可以一起努力的方向。举例来说，我们不知道现在掌握的知识对营销来说意味着什么。你要重复介绍产品多少次，才能说服顾客购买你的商品？是什么决定他们在 6 个月或 1 年以后还能记得你的产品？

分钟小时

典型的美国中学生的一天可以分为五或六个 50 分钟的时间段，由一些不重复（不间断）的信息流组成。如果以工作记忆的时间要求为框架，你会对中学生一天的五个时间段做怎样的调整？你能想出来的，可能是世界上最奇怪的课堂体验。下面是我的想象：

在未来的学校，每节课被分成 25 分钟时长的单元，在一整天时间里周期性地重复。老师对科目 A 讲授 25 分钟，这构成了学生对该科目的第一次接触；90 分钟后，科目 A 的 25 分钟内容被重复一次，然后再重复一次。所有的课程都被分割成小块，以这种方式交错在一起。由于这些重复会减少单位时间内信息的讲授量，所以每个学年需要延长。

一天天一周周

从罗伯特·瓦格纳那里我们知道，在几天甚至几个星期的时间段内，多元恢复的效果最明显。

在未来的学校，每第三或第四天要被预留为复习时间，温习 72~96 小时前老师讲过的知识。在这些特定的"复习日"，以前学习的信息将以压缩的形式呈现给学生。学生有机会检查他们最初接触这些信息时所做的笔记，与老师复习时讲授的内容进行比较。这都将导致对信息的编码更加精细，而且这还有助于教师向学生提供准确的信息。一个正式的验错训练不久就会成为教师、学生学习经历的一项经常性、积极的组成部分。

很可能，这种模式将根除家庭作业存在的必要性，家庭作业的主要作用就是迫使学生重复学习过的内容，如果这种重复在白天的课堂上已经进行了，学生就没有必要在放学后对所学内容做进一步的温习了。这并不是因为家庭作业作为一个概念不重要，只是在未来的学校再也没有布置家庭作业的必要了。

这样的模式是否真的有效？在目前还没有对这种有意设置的分步学习进行严格的测试，所以还有很多问题等待学者的回答。比如，是否真的需要每天对同一主题进行三次的重复才能产生积极的效果？是不是所有科目都需要这种重复？随着时间的推移，不断的重复开始互相影响，这种交错的学习方式会不会最终影响学生的学习？真的需要复习日吗？如果真的需要，每三四天就必须要有一个复习日吗？这些问题，我们现在还不能回答。

一年年

如今，我们用分数来衡量学生对某些知识的掌握程度。让人比较好奇的是，当学生达到某个分数的时候，他对这个知识的掌握会持续多久。考虑到记忆的系统固化可能需要几年的时间，是不是这种以分数衡量学生学习的想法也应该改变一下呢？也许从长远角度来讲，我们应该像看待增强免疫力的疫苗那样看待学习，注射第一针疫苗后，要在半年或一年后进行第二三针的补注，所以学习也应该以一年或半年为基础，对信息的关键点进行重复。

在我想象的课堂上，重复学习就像注射疫苗那样。比如，重复从连续、严格的乘法表、分数、小数的复习开始。这部分知识在三年级的时候向学生讲授，这之后学生以 6 个月、1 年为期对这些基本点进行复习，直到六年级。随着学生数学能力逐渐成熟，复习的内容也应该相应做些修改，以反映学生更强的理解力。但周期仍然存在。在我的想象里，这些连续重复制度在一段时间内逐步增强，会给每个学科，特别是外语学科，创造巨大的效益。

你或许听说过，许多企业，尤其身在技术领域的企业，对他们雇用的美国大学毕业生的素质感到失望。他们不得不花钱对新雇用的员工重新培训某些基本技能，而他们一直认为，这些基本技能应该在大学里就学到了。在我的想象里，工商企业应该与学校保持紧密的联系，形成合作伙伴关系。这样可以通过毕业生重复经历的建立来弥补学生的某些缺陷。这种重复训练在学生毕业进入企业的一周后开始进行，直到该员工工作满一年为止。这么做的目的是什么呢？目的就是，复习所有与雇员新工作有关的一切重要技术科目。针对这个想象，我们现在的研究不仅要针对复习主题的选择而开展，同时还要针对每次重复的间隔选择进行探索。

我的想象分享了一些公司和学术团体的研究成果，延伸了学校教育应该与学生就业环境密切合作的观点。这种交叉使企业家与研究人员结成联盟，确保公司能接触到其领域的最新进展（并使研究人员了解企业家日常所面临的最实际的问题）。在我的想象里，我设计的程序变得非常受欢迎，更多有经验的工程师也开始参加到这些进修课程里，无意中与年轻人有了接触。令这些资深人士感到吃惊的是，他们忘记了太多的东西，另外，这种复习以及与研究人员、年轻学生的交流，帮助他们提高了自己的工作业绩。

我真的希望我可以告诉你这一切都是十分有效的，但是现在我所能说的就是记忆在学习发生的时刻还没有稳定下来，不断的重复让不稳定的记忆最终永久地在我们的头脑中安家。

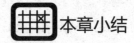本章小结

定律 **6**
长期记忆取决于有规律的重复

● 大部分的记忆在几分钟之内就消失了，不过那些度过了脆弱期的记忆随着时间的推移在逐渐增强。

● 长期记忆在海马和大脑皮层之间的双向交流中形成，直到海马切断了与皮层之间的联系，记忆才被固定在皮层中，这个过程要经历数年时间。

● 对于现实，大脑只给了我们一个近似的见解，因为它把新知识同过去的记忆混在了一起，并把新知识、旧记忆当成一个事物存储在一起。

● 使长期记忆变得更加可靠的方式是，将新的信息逐步输入大脑并在固定的时间间隔温习这些信息。

Br🧠in
Rules

sleep
睡眠

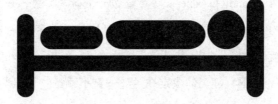

#定律**7**#
睡得好，大脑才会转得好

用什么样的方法才能让自己的名字载入吉尼斯世界纪录呢？做些什么才能在高中科学科目考核中获得高分并有机会与世界著名的科学家相识呢？方法可能有很多种，但兰迪采用的方式肯定不是最舒适的那一种。1965 年，17 岁的兰迪·加德纳（Randy Gardner）决定要做一个科学实验——连续 11 天不睡觉，看看会发生什么。让每个人都大吃一惊的是，他竟然完成了这个壮举，刷新了那一年度睡眠缺失的世界纪录。兰迪的决定引起了科学家威廉·迪蒙特（William Dement）的兴趣，他决定在兰迪一直不睡觉的一周半的时间里跟在他的左右，研究这名少年的心灵究竟发生了怎样的变化。

迪蒙特发现兰迪的心灵发生了惊人的变化。婉转点说就是，兰迪的心灵开始出现故障。实验开始不久，他就变得易怒、健忘、恶心，还有极度的疲倦，对于这一点可能没人会感到奇怪。实验进入到第五天，兰迪出现类似阿尔茨海默病的症状。他出现幻觉，并伴随着严重的判断力缺失，另外他还出现妄想。他认为当地的一家电台主持人要从收音机里钻出来抓他，就因为他的记忆发生了变化。在实验最后的 4 天时间里，他失去了运动功能，他的手指颤抖，说话含糊不清。奇怪的是，在实验的最后一天，他还能和迪蒙特玩弹球游戏

并打败了迪蒙特，保持了他 100 次的连胜纪录。

有些不幸的灵魂不能进行这么奢侈的实验，他们突然并永久地失去了睡觉的能力。致命的家族性失眠症是一种稀有的人类遗传性疾病，在全世界范围内大约有 20 个家族患有此种疾病。这是一种罕见的疾病，它能够直接将患者带到心理健康的地狱。在患病的中晚期，患者开始出现发烧、颤抖、大量出汗等症状。由于失眠是长期的，这些症状还伴随着越来越难以控制的肌肉痉挛和抽搐。患者很快出现严重的抑郁和焦虑症状，从而变成了疯子。最后，也许对患者来说是幸运的，病人陷入昏迷并且死亡。

因此，我们知道如果我们不睡觉就会有坏事情发生。不过，考虑到睡眠占据着我们生命 1/3 还要多的时间，而我们现在仍然不知道为什么我们需要睡眠，这真是不可思议。不过，对此我们也不是没有一点头绪。一个强烈的提示大约出现在 10 年前，一组研究人员将一束电线植入了小白鼠的大脑。这只小白鼠刚刚学会走迷宫，它想小睡一会儿，而连着植入小白鼠大脑电线的记录设备还开着。不过，为了明白这与人类睡眠目的的关系，让我们先看看当我们睡着了的时候，大脑在做些什么。

你管这个叫"休息"

如果你有机会听听沉睡的大脑是怎么说的，你可能会推翻自己过去的一些想法。大脑似乎根本就没有睡着，相反，在我们认为的"休息"期，大脑却处于令人难以置信的活跃之中，众多的神经元彼此之间以不断变化的模式噼啪传递着电子命令，实际上与它处于完全清醒时相比，在睡眠期间大脑显示出更有节律性的活动。你能观察到的大脑的真正休息期（在真正休息期这段时间，大脑的能量消耗小于清醒期时间段消耗的能量）出现在最深睡眠阶段，即无快速眼动睡眠阶段（non-REM sleep）。不过，它只占总睡眠周期的20% 左右，这也是为什么研究人员早期开始摆脱固有的人类睡眠观念，观念认为人类睡觉的原因是使得人类大脑能够获得休息。当大脑睡着了的时候，它根本就不是在休息。

即便如此，大多数人还是会说，睡眠可以很好地恢复体力，他们指出这样一个事实，如果得不到足够的睡眠，他们就会感到头脑混乱，不能很好地思考。确实如此，关于这一点你们不久就会看到。于是，我们发现自己陷于一种进退两难的境地：鉴于大脑消耗能量的总量，似乎你无法在睡眠期间获得足够的休养和恢复。

虽然大脑没有遵从生物能量学的原则去很好地控制自己的行为，不过身体的其他部位在睡眠过程中真的是休息了，这有点像人类版本的微型休眠状态。这儿又出现了第二个令我们迷惑的地方：睡眠使我们在天敌面前变得十分脆弱。事实上，在毫无防护的情况下，在一群游荡的捕食者（如雪豹，我们在东部非洲的进化室友）中间进入梦乡是多么危险的一件事，无论怎么想，睡眠这个主意都好像是我们的敌人替我们想出来的。在睡眠期间，我们肯定会得到什么特别重要的东西，否则我们就不会冒着如此的风险进入梦乡去寻找它。究竟是什么竟然如此的重要？

对不睡觉的兰迪·加德纳进行研究的科学家们为回答这些问题做出了重大贡献。被称为睡眠研究之父的迪蒙特，是一个满头华发，脸上总是堆着灿烂笑容的男人。在我提笔写这本书的时候，他已经快 80 岁了。他简练地描述了我们的睡眠习惯，比如他说"做梦让我们每一个人在每天晚上都有机会可以安静地并安全地疯狂一把"。

迪蒙特研究了人类睡眠周期的许多方面。他为我们揭示的事实是："睡着了"的大脑与战场上的士兵一样,实际上是陷入了一场剧烈的生物学战斗之中。冲突方涉及两个强大的、对立的驱力，它们之间一直在进行着酣战，每个驱力都是由大批的脑细胞和不同时间表的生化物质构成。虽然司令部只设在头部的局部位置，但是两支军队的战场却包括了人体的每一个角落。这种斗争有时被称为"对立过程"（opponent process）的模式。

就在迪蒙特开始解释这两个对立的驱力时，他注意到这两个驱力发动的这场战争有一些奇怪的地方。第一，这两支部队不仅仅在夜间我们睡眠的时候作战，它们在白天，我们清醒的时候也在酣战；第二，它们之间有一个作战时间表，交换着赢得战争的胜利，例如，一方赢得一场战役的胜利，然后立刻输掉下一场战斗，然后又在接下来的战争中赢得胜利，如此循环下去，每个白天、每个夜晚，这个赢 / 输的循环都一直持续下去；第三，在这场战争中，没有任何一支军队可以赢得最后的胜利。对阵双方这种不断的接触，就是所有人在一生中的每个白天（夜晚）都会遇到的周期性的觉醒和睡眠经历。

迪蒙特不是在独自从事着这项研究工作。他的导师，天才学者纳撒尼尔·克莱特曼（Nathaniel Kleitman）就给了他很多建议。如果迪蒙特被视为睡眠研究之父，那么克莱特曼当然有资格作睡眠研究的祖父了。纳撒尼尔·克莱特曼是位长着两条浓密的眉毛、热情的俄罗斯男子，他不仅愿意尝试拿自己做实验，而且也在他的孩子身上进行实验，他的这种奉献精神让他在学术界很出名。当他的一个同事发现快速眼动睡眠（Rapid Eye Movement，REM）时，克莱特曼立刻主动提出拿他的女儿进行实验，当然这个发现立刻被证实了。不过，在克莱特曼漫长的职业生涯中，最有趣的实验发生在 1938 年，当时他说服一位同事和他一起深入肯塔基州一个位于地下 150 英尺的猛犸洞，在里面待了整整一个月。

没有了阳光和每天的日程表，克莱特曼想知道觉醒和睡眠的固定周期是不是会自动在人体内进行调整。他的观察结果还不明确，但实验提供了第一个真正的线索，那就是我们体内的确存在这种自动调节装置。事实上，我们现在知道了，人体拥有一系列的生物钟，全部由大脑中各个分散区域控制，为我们觉醒和睡眠经历提供了一个有节奏的时间表。它和手表内部的石英晶体有着惊人的相似之处。大脑中被称为视交叉上核（suprachiasmatic nucleus）的区域，属于我们前一章中谈到的下丘脑的一部分，它似乎含有这样的定时装置。当然，我们没有把这些脉动节奏刻画成无害的手表，而是一直把它们刻画成一场暴力战争。克莱特曼和迪蒙特最大的贡献是说明了这种几近自动的节律是两个对立的力量持续冲突的结果。

知道这两种力量处在大脑的内部控制之下，我们就可以更详细地研究它们了，我们先从对它们各自名字的描述开始。一支军队由神经元、荷尔蒙和其他各种化学物质组成，它们的目的就是尽一切力量让你保持清醒。这支军队被称为昼夜觉醒系统（circadian arousal system，通常被简单称为"历程 C"，process C）。如果这支军队自主行事的话，它会使你一直处于清醒状态。幸运的是，有一支同样强大的军队在抵制它，这支军队同样由脑细胞、荷尔蒙以及各种化学物质组成。这支战斗人员的目的就是尽一切力量让你睡眠，它们被称为恒定睡眠驱力（homeostatic sleep drive，简称为"历程 S"，process S）。如果这个军队自主行事，那么你就会长睡不醒。

这是一场奇怪的，甚至自相矛盾的战争。例如，一支队伍控制战场的时间越长，就越有可能在这场战争中失利。好像每支军队都因为自主行事而筋疲力尽，最终只好挂起暂时投降的白旗。事实上，你醒着的时间越长（战胜的历程 C 正在你的脑袋里绕场几周庆祝胜利呢），昼夜觉醒系统也越有可能向它的对手纳土归降，然后你就睡着了。对大多数人来说，这种投降行为发生在大约 16 个小时的主动意识之后。即使你生活在一个暗无天日的洞穴里，这一切也会发生。

相反，你睡得时间越长（得胜的历程 S 正在绕场欢呼），同样，恒定睡眠驱力越有可能向对手割地投降，它的对手当然是让你清醒的驱力，投降的后果就是你醒了过来。对大多数人来说，从恒定睡眠驱力取得胜利，到它向对手投降，这期间是总共大约 8 个小时的幸福睡眠。和前面一样，即使你生活在洞穴里，这个过程也会发生。

克莱特曼、迪蒙特以及许多其他研究人员都表明，除了世界范围内 20 个左右不幸家族的成员之外，这种动态的变化在我们人类身上普遍存在，甚至是我们生活中关键的一部分。事实上，昼夜觉醒系统和恒定睡眠驱力之间每天的胜利、投降循环是可以预测的，可以用图表表示这个循环。表述得正式一些就是，历程 S 维持睡眠持续的时间和强度，而历程 C 确定需要去睡觉的趋势和时间。

两军之间的战争并不是在没有监督的情况下进行的。内部和外部的力量帮助调节这场冲突，为我们确定我们需要睡眠的总量以及我们实际获得睡眠的总量。我们将集中描述两种内部力量：时型（chronotype）和瞌睡区（nap zone）。要了解这两种力量如何起作用，我们必须暂时从这场错综复杂的战斗中离开一会儿，先去看看两位报纸漫画家和专栏作家的生活。噢，还有，我们还将谈到几种鸟。

百灵鸟还是猫头鹰

已故的专栏作家安·兰德斯（Ann Landers）活着的时候可能很想对外界强烈地宣布："在我没有准备好之前，谁也不许给我打电话！"然后从 1~10 点这段时间里摘下电话听筒免得有人打扰。她为什么这么做呢？因为这段时间她通常在睡觉。漫画家斯科特·亚当斯（Scott Adams），卡通人物呆伯特（Dilbert）[①] 的创作者，从没有想过自己的一天要从上午 10 点开始。"我的生活很有规律，工作也有自己的节奏，"他曾说，"我从来没有尝试过在午后进行创作活动……我早上 6~7 点的时候画漫画。"好，现在我们认识了两位想象力丰富、事业有成的专业人士，他们中的一位在另一位刚刚结束自己工作日的时候开始了一天的工作。

在我们中间，大约每 10 个人中就有 1 个是亚当斯型的。科学文献称这些人为百灵鸟型（这比专业称谓"早时型"early chronotype 更形象、更容易理解）。一般来说，百灵鸟型的人在中午前后头脑最为灵敏，他们自己也感到在

---

① 斯科特·亚当斯（Scott Adams）的漫画和书籍系列的主人公，以作者自身办公室经验和读者来信为原型的讽刺职场现实的作品。——译者注

午饭前的几个小时工作效率最高。他们一般不需要闹钟，因为他们总是在闹钟响之前就能自己醒过来，通常是早上 6 点之前。百灵鸟型的人最喜欢的进餐时光是早餐，他们一般比非百灵鸟型的人饮用的咖啡要少得多。他们在傍晚的时候就感到昏昏欲睡，大多数百灵鸟们在晚上 9 点左右就已经（或想要）上床睡觉了。

百灵鸟型的人与处在睡眠图谱另一极端的被称为晚时型（late chronotype）人是一个鲜明的对比，晚时型的人又被称为猫头鹰型，这样的称呼或许更容易让人理解，大约每 10 个人中就有 2 个人属于这种类型。通常来说，猫头鹰型的人在下午 6 时左右头脑最为敏捷，在傍晚时分工作效率最高。他们很少在凌晨 3 点前上床睡觉，猫头鹰族总是需要闹钟在早上将他们叫醒，极端的猫头鹰一族家里甚至需要准备多个闹钟，以确保能将自己唤醒。事实上，如果任由猫头鹰族自己的性子来，他们大多数不会在上午 10 点前起床。一点也不奇怪，晚时型的人最喜爱的用餐时间是晚餐时光，他们一整天都在一杯接一杯地喝咖啡，以保证自己在工作的时候头脑清醒。这听起来好像在我们的社会里猫头鹰族不如百灵鸟族睡得好，事实确实如此。事实上，晚时型的个体在一生中积累了大量的"睡眠债务"。

百灵鸟族和猫头鹰族的特征都是非常明显的。研究人员认为这些行为模式在幼儿早期就已出现，并且形成大脑的基因多样性主导着人类的睡眠／觉醒周期。至少有一项研究表明，如果妈妈或爸爸中有一个人是百灵鸟型的，那么他们子女有一半的可能性是百灵鸟型的。百灵鸟型和猫头鹰型只覆盖了约 30% 左右的人口，其他大多数人可以被称为蜂鸟型。根据连续性原则，有些蜂鸟接近猫头鹰型，有些更接近百灵鸟型，还有一些介于两者之间。据我所知，没有哪种鸟的绰号适用于那些似乎每天只需四五个小时睡眠的人，他们应该被认为患有"健康失眠"。

那么，一个人究竟需要多长时间的睡眠呢？考虑到现在我们已经知道人类如何睡眠以及何时睡眠，你可能期待科学家可以迅速地给出这个问题的答案。事实上，他们的确有答案，那就是：我们不知道。你没有看错，经历了千百年的睡眠体验，我们仍然不知道人究竟需要多少睡眠。概括法根本不管用：当你深究人类的这些睡眠数据时，你会发现数据表现不出显著的一致性，相反地，却具有明显的个体性。更糟的是，睡眠时间表一直处于变动之中。它们随着年龄改变，根据性别出现变化。你是否怀孕，是否正在经历青春期，这些都会引起睡眠时间表的改变。由于变数太多，必须一一考虑到每项变数，这真让人觉得好像问错了问题。那么，让我们改变问询的方式吧：有多少睡眠是人类根本不需要的？换句话说，有哪些睡眠扰乱了人体的正常功能？这个问题很重要，因为睡眠过多或不足都有可能引起人体功能失调。无论适合你的睡眠时间是多少，在任何一个方向的增多或减少（睡得太多或睡眠减少），都会对你的大脑产生不良影响。

自由地打个盹

鉴于睡眠节律每天 24 个小时地进行着战斗，研究人员对那些不仅发生在夜间，同时在白天也出现的小规模冲突进行了研究。学者发现，人类经常需要小睡一会儿，而且是在每天的具体时段小睡一会儿。

如果你是 20 世纪 60 年代初社会比较保守时代的一名员工，你可能需要些时日来适应这一观点。林登·贝恩斯·约翰逊，这位美国第 36 届总统经常在下午三点左右关上办公室的房门，换上睡衣，然后小睡 30 分钟。睡醒后的他神采奕奕。他经常对助手说，这样的午睡让他更有精力长时间工作。约翰逊总统的这种行为看起来可能十分怪异。但如果你向睡眠研究专家，诸如威廉·迪蒙特请教，他的反应可能会出乎你的意料：约翰逊总统的行为非常正常，我们其他人，这些拒绝带着睡衣来工作的人才是不正常的。迪蒙特有相当数量的数据来支持他的观点。

约翰逊的这种行为是对一件事情做出的反应，这件事地球上几乎人人都遇到过。它有许多名字：正午的哈欠、午餐后的低落、午后睡意等，我们统一叫它瞌睡区，处于下午的一段时间，在这段时间我们都有短暂的睡意。而在这段时间人几乎不可能完成任何事情，如果你试图挺过去，事实上我们大多数人都在这么做，那么整个下午你恐怕都要和恼人的疲倦作持久战了。说它是一场战斗，是因为大脑真的想打个盹儿，而根本不在乎它的主人正在做什么。"午睡"的概念已为其他许多文化所接受，它可能是对瞌睡区的一个明确反应。

起初，科学家并不认为存在瞌睡区，只是将它作为人为睡眠剥夺的一个表现，如今这种看法已经发生了改变。现在我们知道，有些人对这个时段的感觉更强烈一些。另外，这和中午吃大餐也没有什么关系（虽然丰盛的午餐，特别是以碳水化合物为主的午餐会大大增强人类下午犯困的强度）。但是，午后想睡的感觉看起来与我们的进化史有关。一些学者认为，夜间的长时间睡眠加上中午的短时间午睡代表了人体最自然的睡眠行为。

当你将历程 S 曲线和历程 C 曲线绘制出来后你会发现，两条曲线在同一个时刻，即下午的某个时段同时出现平坦状态。还记得我们前面说过，这两条曲线分别代表着两支由细胞和生化物质组成的力量，这两支互相反对的力量之间一直进行着战争。显然，在此刻战争进入了高潮的僵持阶段，两个驱力之间存在着紧张状态，双方都需要大量的能源以维持下去。一些研究人员，尽管不是全部的研究人员，认为这种紧张状态下的平静促使人类在午后昏昏欲睡。不管怎样，瞌睡区很重要，因为我们的大脑在这段时间无法很好地工作。如果你是个演说家，你可能已经知道，选在午后做报告是个致命的错误。瞌睡区这段时间实际上也是非常危险的时刻：在一天中，这一时间段发生交通事故的可能性最高。

另一方面，美国宇航局的一项研究表明，26 分钟的小睡将飞行员的飞行操控能力提高了 34%。哈佛大学发布的一项研究证实，45 分钟的小睡将被试的认知能力提高了类似的水平，被试的学习效率和记忆能力都有所提高，而且被试将这种高认知能力维持了 6 个多小时。还有一些研究人员证实，在通宵熬夜前小睡 30 分钟可以防止当晚出现重大的认知性能损失。

如果午睡有这么多好处，那么整晚的充足睡眠好处会更多。让我们看看如果我们忽视这些内部力量，或者我们敞开心扉接受它们，都会发生些什么。

睡吧，把问题留在第二天解决

如果某个电影公司的演出阵容策划部请你帮忙挑选一个历史人物来扮演一位聪明但长相疯狂的科学家，门捷列夫 [1] 可能会入选你名单的前五名。头发蓬乱、固执己见的门捷列夫有着拉斯普丁（Rasputin）[2] 的容貌，彼得大帝般令人难以忘怀的眼睛，并兼顾二者的道德权变。他曾扬言如果一位年轻的姑娘不嫁给他，他就自杀。最后那个姑娘同意与他成婚，但实际上这场婚姻是非法的，因为可怜的姑娘并不知道，门捷列夫已经结婚了。这一离经叛道的行为让俄罗斯科学院在相当长的一段时间不予接纳他，虽然我们现在这么说可能有些鲁莽，不过门捷列夫真的是单枪匹马地系统组织了整个化学学科。

他的元素周期表，对迄今为止已经发现的各个元素进行了有序地组织，并且该周期表具有先见之明，为将来可能发现的新元素预留了位置，甚至预言了新元素的一些特性。不过，最特别之处在于：门捷列夫说，他是在睡着了的时候产生了这个想法。一天晚上，他一边和朋友玩着纸牌一边仔细思考

①　俄国化学家，他的最大贡献是发现了自然科学的基本定律——元素周期表，并据此预言了一些尚未被发现的元素，使无机化学系统化；他还提出了溶液水化理论，成为近代溶液理论的先驱；研究气体和液体的体积同温度和压力的关系，提出临界温度的概念；还提出将煤地下气化的主张；对石油工业、农业化学、无烟火药等也有较大的贡献。——译者注

②　末代沙皇尼古拉二世的"国师"。因具有缓和小皇子之病的能力，所以受到皇后重用。虽名之为僧侣，但他的行径全与一般僧侣大相径庭，他酗酒、嫖妓，与贵族妇女（除皇后、公主外）相狎，其对沙皇一家、甚至对政局都有影响，导致了贵族对他的强烈仇视，最终死于贵族、亲王之手。——译者注

了宇宙的性质问题，这时他觉得困了，打了个盹儿。醒来后，他明白了宇宙中的元素是如何组织的，于是迅速完成了这个著名的表格。有趣的是，他以7个一组的重复方式组织了所有的元素。

当然，门捷列夫并不是唯一一个声称睡觉时获得启发的科学家。"把问题留在第二天解决（let's sleep on it）"的观念是不是有什么特别的含义？普通的睡眠和非凡的学习能力之间有什么关系？

堆积如山的数据表明，在某些类型的任务中，健康睡眠的确可以明显地改善学习能力，提高学习效果。这些结果在睡眠学家中产生了极大的反响，不过不出我们的所料，对此学者还有很多争议。他们争论的内容是，我们应如何界定学习，到底睡眠改进的是什么？针对睡眠改善学习这一现象，学者进行了很多的实验研究，其中的一项研究特别突出。

老师给学生布置了一系列的数学题，并将一种解题方法告诉了学生，但老师没有告诉学生，还有一个更简单的解题"捷径"，学生通过解题有可能发现该捷径。问题是：是否有一种方法可以启动、甚至加快学生发现"捷径"的洞察力的出现呢？你能否让这些学生探知这条捷径的存在呢？答案是肯定的，如果你让他们先睡一觉，把问题留在第二天解决。比如先对学生进行初步培训，12个小时之后再要求学生解更多的题目，大约20%的学生会发现这条解题的捷径。不过，如果在这12小时你让学生有8个小时左右的正常睡眠，这一数字会翻三倍，约60%的学生会发现捷径。无论这个实验做上多少次，睡眠组的成绩总是优于非睡眠组，比例大约为3∶1。

现有研究已经表明睡眠可以提升人类完成涉及视觉纹理的判别，包括运动适应性以及有序运动任务的水平。那些包括对某一程序学习的学习类型似乎与睡眠效果之间存在着密切关系，只要通过在特定阶段干扰夜间的睡眠，睡醒后重复测试一下，你会发现一夜之间学习上的改善已经消失殆尽了。显然，对特定类型的知识技能来说，睡眠是学习的一个伟大的朋友。

睡眠缺失 = 智囊流失

那么，睡眠不足会损害学习，我想这个说法并不会让你觉得吃惊。事实上，只需通过调整睡眠时间，一个非常优秀、成绩优良的好学生也可能突然出现成绩下滑的情况。我们以一个同学为例，这个学生的各科学习成绩几乎都居于班级的前十名。一项研究表明，如果他在工作日内每天睡眠不足 7 个小时，在周末时睡眠再减少约 40 分钟，这时，他的成绩开始下滑，降至非睡眠剥夺个体成绩的后 9%。一周中累积的睡眠缺失再加上周末累积的睡眠赤字，这些都是睡眠债务，如果不及时偿还，这些债务将被滚到下一周。

另一项研究跟踪观察了负责操纵复杂武器装备的士兵。一晚的睡眠缺失使士兵的整体认知技能下降了 30%，导致他们的业绩表现随之下降；连续两晚的睡眠缺失导致认知技能下降 60%。其他的研究延伸了这项实验并得出进一步的调查结果。例如，连续 5 天将士兵的睡眠时间限制在 6 个小时以内，甚至更少，他们的认知能力与那些连续 48 个小时遭受睡眠剥夺的个体的认知能力持平。

最近的一些科研项目开始研究那些乍一看似乎与睡眠关系不大的一些人体功能。例如，当个体睡眠被剥夺后，他们身体吸收每天吃下食物营养的能力下降了约 1/3，生成胰岛素的能力以及从大脑最喜欢的甜食——葡萄糖中提取能量的能力开始大幅下降。与此同时，你会发现人体对这些物质的需求量明显增加，这都是因为人体内的应激激素水平开始以一种持续缺乏管理的方式上升。如果人体一直处在这种状态下，就会加速人体衰老的过程。举例来说，如果一个 30 岁的健康成年人连续 6 天的睡眠被剥夺（在这项研究中，被试个体平均每晚有大约 4 个小时的睡眠），他身体部分的体能化学水平很快下降，变成了 60 岁老人的水平。如果他们恢复到原来正常的睡眠时间，还需要几乎一个星期左右的时间，这些体能才能恢复到他们 30 岁时的正常水平。

结论就是，睡眠缺失就意味着心理的缺失。睡眠缺失残害思维，无论你从哪个角度来衡量，都会发现有思维受损的情况发生。睡眠缺失同时会损害注意力、执行功能、即时记忆、工作记忆、情绪、数学能力、逻辑推理能力、一般的数学知识掌握能力。最终，睡眠缺失影响手的灵巧性，包括精细的运动控制功能（也许打弹球应该除外），甚至影响到大的运动动作，比如在跑步机上健走的能力。

把所有的数据结合起来看，一个一致性的结果出现了：睡眠与学习密切相关。这个结果在那些睡眠充足的个体身上观察得到，在那些睡眠少的个体身上也看得到，在任何时间都观察得到。当然，解释睡眠是如何提高人体功效，还不像证明睡眠的确改善人体功效这样一个事实那么简单。鉴于这一问题对我们的大脑定律来说十分重要，让我们试着解释一下。

让我们看一个已婚的、极其严谨的会计师的真实故事。即使睡得死死的，这位会计师经常会整夜都说一些有关财务报告的梦话，其中的许多内容都与他白天的工作有关。是不是我们在睡觉的时候，都要对以往的经历进行整理？这是不是不仅解释了我们一直都在讨论的那些其他数据，而且也最终对为什么我们要睡觉这个问题给了我们一个解释？

要回答这些问题，我们必须回到前面我讲的那个倒霉的小白鼠的故事中，10 年前，这个小白鼠不幸带着植入它大脑内的一束电线睡着了。这些"电线"实际是一个个的电极，直接与小白鼠大脑内的神经元相连。将这些电极与录音设备连接在一起，你就可以监听大脑在自言自语些什么了。这有点像美国中央情报局的电话窃听，通过录音设备你就可以听到神经元在处理信息的过程中喋喋不休的谈话。即使在这么一个小老鼠的大脑里，你也可以一次监听到高达 500 个左右的神经元的对话。那么，它们都在说些什么呢？当你在老鼠获取了新的信息，比如学习如何走迷宫的那段时间内监听它的大脑反应，你会发现一些非同寻常的事情。一个非常不连续的电刺激的"迷宫专用"的模式开始出现了。有点像古老的莫尔斯电码，一系列的神经元在学习的特定时间序列开始噼啪作响。此后，老鼠在每次穿越迷宫的时候总是激活这一模式。

这似乎是老鼠新迷宫导航思维模式的电子版本形式（至少，多达 500 个电极可以检测到这些）。

当老鼠进入睡眠状态，它开始重放迷宫模式序列。这个小动物的大脑在熟睡的时候回放了它学到的东西，让人想起那个会计师。在睡眠的特定阶段，白鼠的大脑一直在执行这个模式，它一遍又一遍地重复，速度远远胜过白天，使这个序列在大脑中重放了上千遍。如果这时一个讨厌的研究生决定在称为慢波睡眠阶段（slow．wave sleep）将小白鼠弄醒，他也将观察到同样特别的一些事情。那就是，第二天这只老鼠记不得如何穿越迷宫了。毫不夸张地讲，小白鼠似乎是在学习发生之后的那个晚上巩固了白天的学习内容，打断了它的睡眠也就扰乱了它的学习周期。

这很自然会引起研究人员的好奇心，他们想知道对于人类来说，事情是不是也如此？答案是什么？答案是，不仅我们在睡眠中要做这样的数据处理，而且我们以一个更复杂的方式进行着处理。像小白鼠一样，人类似乎在夜间慢波睡眠阶段回放日间的学习经历。但与小白鼠不同的是，更多的情绪刺激记忆似乎在睡眠周期的不同阶段反复重放。

这些发现引出了一个爆炸性的观点：某些类型的离线处理在夜间发生。是否有可能我们需要睡觉的原因仅仅是为了暂时关闭外部世界，让我们能够把更多的注意力资源转移到认知上来？是否有可能我们需要睡眠的原因是因为睡眠让我们能够学习？

这听起来很有说服力，但是现实世界的研究要麻烦得多。许多发现如果不是完全与离线处理的想法相矛盾的话，看起来也将它弄得错综复杂。例如，某些脑损伤者，尽管他们缺乏慢波睡眠的能力，但他们却拥有正常的甚至是有所改善的记忆。对于那些 **REM** 睡眠被抗抑郁药物抑制的个体，他们的情况也是如此。究竟如何解释这些数据与以前研究结果的关系，科学界对此还存在着激烈的争论。我们需要的永远都是更多的研究，但不仅仅是那些只在实验室的工作台上进行的研究。

一些想法

如果企业和学校都能认真对待员工和学生的睡眠需要，事情将会怎样呢？一个现代的办公大楼应该是什么样子的呢？一所现代的学校会是什么样子？这些并不是无聊的问题，睡眠剥夺的影响每年大约消耗美国企业 1 000 多亿美元。我对现实世界的研究有几点成熟的想法。

时型匹配

一些行为测试可以相当容易地区分个体的睡眠类型是百灵鸟型、猫头鹰型还是蜂鸟型的。另外，鉴于遗传研究的进步，在未来你可能只需要做个血液测试就可以绘出你的历程 C 和历程 S 图表。这么做的结果就是，我们能够确定一个人的效率高峰会出现在哪个时间段。

我这儿有一个挺明确的想法：如果我们能将时型与工作时间表匹配会怎样？在现在朝九晚五的工作模式下，有 20% 的劳动力已经处在次优生产率下了。如果我们根据员工的时型，创建几个不同的工作时间表，那会怎样呢？我们可能会获得更高的生产效率，对那些注定背负持久睡眠债务的不幸的员工来说，可能意味着获得高品质的生活。这时，我们也可以更高效地利用我们的办公建筑（或从办公建筑中获得更多的产出性用途），它们不再像以往那样一到夜晚就处在静止状态，而是保持长时间的开放。未来的企业需要适应雇员睡眠的时间表。

在教育领域，我们也可以尝试这样做。老师可能和他们的学生一样是晚时型的，为什么不把他们放在一起呢？这么做是否会提高老师的能力？能否提高学生的能力？不再受到他们的睡眠债务纠缠，他们的教育体验有可能变得更富有成效，这仅仅是因为每个人都能够更充分地调动上帝赐予他们的智商。

可变的时间表也将利用这样一个事实，即个体的睡眠需求在人的一生中会出现变化。例如，数据显示，学生在他们的青少年时代（13～19岁）会暂时转变为更多的猫头鹰时型，这已经导致一些地区的学校将高中课程改在上午9点以后开始进行，这么做很有意义。睡眠荷尔蒙（如褪黑素）在青少年的大脑中含量最高，这些孩子的自然趋势就是睡得更多，特别是在早上的时候。随着年龄的增长，我们睡眠逐渐减少，而一些证据也表明，年纪增长后，我们需要的睡眠量减少了。一个员工开始工作的时候，可能在一个时间表下极高效地工作，随着岁月的流逝，只需通过切换到另一个新的时间表，他还能保持类似的高效率。

倡导午睡

为迎接正午的瞌睡区，美国一家叫作都市瞌睡站（MetroNaps）公司的工程师们设计了一种称为睡舱的移动睡眠装置。"它看起来像一个被通了电的精子！"一位初次看到这个装置的顾客发表了如此的评论。事实上，睡舱是一个便携式的装有软垫的躺椅，它的式样很漂亮，适合放在办公室里，它配有遮光的护目镜、隔绝噪音的耳机和隔热的循环圈，当然它的价格也十分惊人，每个装置售价14 000美元。这家公司总部设在纽约，目前已在4个国家开展了睡舱服务，现在正忙着拓展自己的业务。其他一些公司也在将午睡纳入工作场所。配有堆叠床的仓储式"午睡沙龙"旅馆在日本各地涌现。一位名为威廉·安东尼（William Anthony）的波士顿研究人员正试图发起设立一个全国瞌睡日（National Napping Day），每年预留出一天让每个人都可以打个盹儿。他发现，有70%承认在工作场所有打瞌睡习惯的美国人表示，他们目前还不得不偷偷地打瞌睡。他们最青睐的打瞌睡秘密地点是哪里？午饭过后，在汽车的后排座位上打个盹儿。

如果企业和学校都能认真对待瞌睡区的存在，情况又会怎样呢？在历程C和历程S曲线都呈现出平滑直线样子的时候，不要安排任何会议或课程。高要求的讲座或重要的考试不要安排在这两根曲线趋于相交的地方；相反，这段时间应当刻意地将紧张的工作放慢下来。过去，企业不愿为员工提供午餐，甚至员工上厕所的时间也要斤斤计较，后来企业向员工做出了让步，其实，对于员工的打盹儿行为，企业也应该采取顺从的态度：对员工生理需要做必要的妥协。公司应该设立一个专门空间，允许员工每个工作日在这里小睡半小时。其优点很明显，企业雇用的是员工的智慧，那么就应该允许员工将这种智力强势保持在顶尖状态。"其他还有什么样的管理策略可以在短短 26 分钟时间内将一个人的效能提高 34%？"美国宇航局的科学家马克·罗斯金德（Mark Rosekind）如是说，他主持了那个令人大开眼界的小睡与飞行员效能的研究项目。

睡吧，试着把问题留在第二天解决

鉴于那些关于夜间健康睡眠的研究数据，一些公司可能通过让整个"问题解决小组"成员好好休息的方法来解决公司面临的最棘手问题。员工抵达工作场所后，老板向他们提出了问题，并要求他们想出解决办法。不过，在他们好好睡上 8 小时之前，他们不急于得出结论，甚至不急于交换彼此的想法。当他们醒来时，实验室中曾出现的解决问题速度加快的现象在这个"问题解决小组"身上是否也会出现呢？我们应该去找出这个问题的答案。

本章小结

定律 **7**
睡得好，大脑才会转得好

● 大脑中有两股同样由细胞和化学物质所构成的战斗力量，它们处于持续紧张的战斗状态之中，一股力量试图让你睡觉，而另一股力量试图让你清醒。

● 当你睡着的时候，大脑的神经元表现出旺盛的节奏性活动，也许此时它正在重放你白天学习的内容。

● 需要多长时间的睡眠，以及什么时候睡觉，在这个方面人人都不同，但在下午小睡一会儿的生物性驱力人人都具有。

● 睡眠缺失会损伤人的注意力、执行功能、工作记忆、情绪、数学能力、逻辑推理甚至运动灵巧性。

Br🧠in
Rules

stress
压力

#定律**8**#
压力会损伤你的大脑

无论从哪个角度来讲，这都是一个彻头彻尾令人讨厌的实验。

实验中，一条美丽的德国牧羊犬躺在一只大铁箱的角落里低声呜咽着。它正在遭受痛苦的电击，电流的刺激令它痛苦地哀嚎。但奇怪的是，铁箱没有加盖，四周的箱体也不是很高，这条狗应该很容易就能从铁箱里跳出来。另外，铁箱的另一侧是绝缘的，并且铁箱的两侧只由一个很低的门槛隔开，只要走到那一侧就可以免受电击了。总之，只要一时兴起，这条狗就可以跳到安全地带了，但这一闪之念没有在这条狗的头脑里出现，而且一直都没有出现。它只是趴在通有电流的铁箱一端，随着电流一下下地刺激，一声一声悲惨地呜咽。必须由实验者帮助它离开铁箱这一端，这条狗才能摆脱这残酷的体验。

在这条狗身上究竟发生了什么事？

在进入铁箱的几天前，这条狗被拴在一根通上电流的铁链上，日夜被电流刺激着。刚开始，狗并不是站在那里甘心忍受电流的刺激，它有反应。它因为疼痛而大声哀嚎。它撒尿、拼命地拉扯着铁链，希望自己的某个行为能让这痛苦的经历停止，但是这些根本不管用。时间一小时、一天天地过去，它的反抗最终平息了下来。这是为什么呢？这是因为狗开始接收一个越来越明确的信息：疼痛不会停止，电流刺激也永远不会停止，它无路可逃。甚至当实验者将狗从锁链上松开，将它放入有出口的铁箱里，这只狗已经不知道自己还有什么选择了。事实上，这时候，这条狗的大多数学习"念头"已经被关闭，这可能是最糟糕的状况了。

熟悉心理学的读者可能已经知道，我描述的是著名心理学家马丁·塞利格曼（Martin Seligman）在 20 世纪 60 年代所作的一个著名的实验。他创造了术语"习得性无助"（learned helplessness）来形容无助感，及其与认知崩溃的关系。[①]许多动物，其中也包括人，当得知惩罚不可避免的时候都会表现出相似的行为。纳粹集中营中的犯人在那种毛骨悚然的监禁环境下就经常表现出这些症状，一些集中营甚至给这种症状以加梅尔（Gamel）命名，源于德语口语 Gameln，字面上的意思是"腐烂的"。也许会让你感到奇怪，大科学家塞利格曼同时也在研究人类如何对乐观做出反应。

严重的、长期的压力为什么如此可怕，以致引起行为发生如此巨大的改变？为什么学习发生了彻底的改变？为回答这些问题，我们首先给压力下个定义，谈一谈生物反应，然后我们谈谈压力与学习的关系。我们还将谈论婚姻以及父母对子女的养育问题，谈一下现在职场的工作环境。我还要谈一谈我第一次也是唯一的一次听到我的母亲说脏话的经历，她是一位小学四年级教师，那时，她第一次真正地认识了习得性无助。

恐怖与愉快

我们首先尝试给压力下个定义，和其他所有的认知一样，我们突然陷入了混乱。首先，不是所有的压力都是相同的，某些类型的压力确实会影响学习，但某些类型的压力却可以促进学习。其次，很难发现一个人在什么时候正处

---

① 更多相关研究，可参阅马丁·塞利格曼的幸福五部曲《持续的幸福》《真实的幸福》《活出最乐观的自己》《认识自己，接纳自己》《教出乐观的孩子》。——编者注

于压力之下。有些人喜欢将跳伞运动当作娱乐,然而这有可能正是另一些人的噩梦。从万丈高空中的飞机里跳出来是不是很紧张?对有些人来说答案是否定的,而且这突出了压力的主观性质。

研究身体反应对于给压力下定义也没有什么帮助。没有独特的一组生理反应能够明确地告诉科学家某人是否正处在压力之下。原因何在?面对猛兽时,人因为恐惧而发抖,引起人体如此反应的生理机理,同人享受性爱甚至是大快朵颐感恩节晚餐时身体的反应机理是一样的。对人的身体来说,剑齿虎、高潮和火鸡肉汁看起来非常相似,此时被唤起的生理状态表现出既紧张又愉快的特点。

那么,科学家该怎么办呢?几年前,天才学者金振松(Jeansok Kim)和大卫·戴蒙德(David Diamond)想出了一个由三部分内容组成的定义,包括了许多基础的内容。他们认为,如果三个现象同时表现出来,那么一个人肯定处在压力之下。

表现之一:压力引起人的生理反应,该反应能够为外界所察觉。我儿子18个月大的时候,第一次在自己的饭碗里看到了胡萝卜,他的反应很明显。他立刻大发雷霆,尖叫着、哭闹着,并尿湿了尿布。他被唤起的生理状态立即被他的父亲——我发现了,而且很有可能,离我家半英里远的邻居们也察觉到了。

表现之二:应激源对承受压力的人来说是非常令人厌恶的。这可以通过一个简单的问题来评定:"如果你有能力拒绝或者避免这种体验,你会躲避它吗?"再来看看我儿子的反应。几秒钟内,他将胡萝卜从碗里捡出来扔在地板上,然后熟练地从椅子上爬下来,试图用脚去踩在他看来十分"凶恶的蔬菜"。这个躲避的问题,我的儿子给予了充分的回答。

表现之三:承受压力的人感觉无法控制应激源。像一架情感收音机的音量旋钮,越失去控制,压力就被认为越严重。这一控制要素及其密切相关的孪生兄弟——可预见性,是习得性无助的重要内容。我儿子反应如此强烈,部分原因是，他知道我想让他吃胡萝卜，而且过去经常是我让他做什么他就做什么。控制是关键问题。尽管我捡起胡萝卜，把它洗干净，然后用手摩挲着自己的肚子，热情而充满鼓励地对儿子说"真好吃、真好吃"，他还是不去碰它。或者，更重要的是，他根本不想去吃它，他认为我试图让他去吃掉胡萝卜。无法控制的胡萝卜等于失去控制的行为。

当你发现这三个表现同时出现时，你就得到了一个可以通过实验室来设置、容易衡量的压力形式。当我谈到压力时，我通常是指这种情况。

淹没系统

你可以感觉到身体对压力做出的回应：心跳加速、血压升高、乏力。这时著名的荷尔蒙肾上腺素在发挥作用。人类的下丘脑刺激肾上腺素分泌，下丘脑位于头颅中部，如豌豆般大小。当人的感觉系统检测到压力时，下丘脑立刻产生反应，它向肾上腺发送信号，肾上腺立即向血液内输送肾上腺素，整个效应被称为战斗或逃跑反应（fight or flight response）[①]。

不过，在这个过程中还有一个不太有名的荷尔蒙也在发挥作用，它也是由肾上腺释放的，同肾上腺素一样强大，它叫作皮质醇（cortisol）。你可以把它想象成人类应激反应的"一支精英突击力量"。它是人类对应激源做出的第二波防御反应，并且只要很小的剂量，它就可以清除压力中最令人讨厌的那部分，将我们带回到常态。

为什么我们的身体必须经历这些麻烦呢？答案很简单。如果没有一个灵活、立即可用、高度调节的应激反应，我们就会死掉。大脑是世界上最高级

[①] 良性应激或生理性应激，是人们日常生活的重要组成部分，对于人们要想达到生活中的某些目标，是一种促进的、激动的因素。生理性应激时物质代谢和各器官机能的改变，特别是能量提供的增加，心、脑和骨骼肌血液供应的保证等，对于努力完成某种艰巨的任务，对于进行"战斗"（fight）和"逃跑"（flight），都有极为重要的意义。因此，有人把这种反应称为"打或跑反应"。——译者注

的生存器官，请记住这一点。大脑复杂性的许多方面都是为了一个不可思议的自私目的：活得足够长，以将我们的基因传给下一代。我们对压力做出的反应，就是为了帮助人类实现活得足够长这一目标。压力帮助我们管理那些妨碍人类生儿育女的威胁。

在我们进化的初期，人类经历了什么样性抑制活动的威胁呢？可以肯定的是，我们祖先的担忧与退休无关。让我们想象一下，假如你是一个居住在人类进化早期的穴居人，为了生存在东非草原四处漂泊。那么当你醒着的时候，什么样的问题一直缠绕着你呢？食肉动物肯定是最令你担心的，身体伤害也让你忧虑，而大部分的身体伤害都可能来自于这些天敌。在现代，如果一个人不幸腿部骨折，那么他去看医生就可以了。在遥远的过去，我们的祖先如果遭受腿部骨折的伤害，那就意味着被判处了死刑。一天的气候情况也可能是令人关切的问题，获得足够的食物供应是我们关心的另一个问题。一系列非常迫切的要求浮现出来，这些需求都与年老无关。

为什么如此急迫呢？在人类最初进化的几百万年，我们面临的大多数生存问题不需要我们花时间来解决。面对凶猛的剑齿虎，我们要么被它吃掉，要么迅速逃走，当然也有少数幸运的人可能用手中原始的武器刺伤老虎，不过整个过程不会超过半分钟。因此，我们的应激反应进化成旨在解决那些持续时间只有几秒而不是几年的问题。通常为了让人类逃离伤害，应激反应可以让我们的肌肉尽快活动起来。通过观察那些不能快速做出应激反应的个体，你会发现做到立刻反应的重要性。举例来说，假如你患有阿狄森氏症（Addison's disease）①，即使面对巨大的压力，比如面对着一头狮子的袭击，你也无法升高你的血压以做出反应。你的血压竟会灾难性地下降，这可能使你处于一种极为衰弱的休克状态，你会变得软弱无力，然后就成了狮子的美餐。

① 又称安迪生氏病、促肾上腺激素增多症。是一种肾上腺疾病，患者的肾上腺不能正常运作，即使身体出现问题，体内也不懂得做出适当的反应。患者会突然虚脱晕倒，严重的阿狄森氏病是致命的。——译者注

我们的祖先只是在面对猛兽时有短暂的压力，而现在我们时时刻刻都处于工作、抚养子女、拼命赚钱的压力之中。我们的应激系统不是为了这些压力进化而来的，还不能适应这些。当激素逐渐在我们体内累积，量越来越大，或适量的激素在我们体内停留的时间太久，都会对我们的身体非常有害。换句话说，这种精密的应激反应系统在长时间高压状态下就会失效，进而造成个体出现一些奇怪的变化，就像通电铁箱实验里的那只狗，或者生活中面对恼人的报告单或成绩评估书的那些人一样。

从打喷嚏到健忘

压力不仅仅对我们的大脑造成伤害。就短时间处于压力之下来说，急性应激可以提高心血管的性能，这可能是很多传说的来源，例如老祖母竟然抬起汽车的一端以拯救被压在轮子下面的小孙子。然而，当个体长期处于压力之下时，体内激增的肾上腺素停止了对血压的调节。这些未经调节的血液在血管壁上留下了砂纸一样粗糙的斑点，斑点逐渐连片，形成一块一块的疤痕，致使血液中的黏性物质在它上面堆积，最后造成动脉堵塞。如果心脏的血管发生堵塞，那么会造成个体心脏病发作；如果大脑中的血管发生堵塞，个体就会中风。毫不奇怪，长期处于慢性应激之下的个体罹患中风或心脏病的风险会升高。

压力也影响到我们的免疫力。最开始，应激反应为我们装备了白细胞，派它们到人体最脆弱的地方，比如皮肤，去打击敌人。急性应激甚至可以让你对流感疫苗做出更好的反应。但慢性应激不同，它减少了人体内白细胞"士兵"的数量，收缴了这些"士兵"的武器，甚至彻底杀死它们。时间一长，压力破坏了人体部分免疫系统，这其中就包括产生抗体的免疫系统。总之，这些都削弱了人体抗感染的能力。慢性应激甚至还哄骗人类的免疫系统去胡乱攻击，甚至攻击的目标是那些不会做出反击的对象，比如个体本身。

毫不奇怪，长期处于慢性应激之下的人更容易生病，很多人是经常生病。一项研究表明，处于压力之下的个体罹患普通感冒的风险是常人的三倍。如果一个人容易紧张或处于压力之下超过一个月，那么他对流感病毒的抵抗力会减弱。这些人还更容易患上自身免疫性疾病，比如哮喘或糖尿病。

为了明白免疫系统对压力有多么敏感，你有必要看一看在加州大学洛杉矶分校戏剧系进行的一个实验。现在你想象如下的一个情景，你整天只想着那些曾经发生在自己身上最沮丧的事情，然后把自己内心的感觉表现给正在为你采血的科学家看。如果能想象到这些，那么你对这场特兰西瓦尼亚（Transylvania）①式的研究实验会有一些理解。在实验期间，演员们运用体验派表演方法（假如你就是实验中的一名演员，如果场景要求你表现出害怕的样子，那么你就要想象一些可怕的事情，然后带着这些回忆来朗诵你的台词）。其中一组演员利用自己美好的回忆进行表演，另一组演员利用自己悲伤的回忆进行表演。研究人员监测两组演员的血液样本，不断寻找免疫"能力"。那些整天根据令人振奋的剧本来表演的演员的免疫系统十分健康，他们的免疫细胞数量多、活跃，随时都可以进入工作状态。而那些整天与内容沮丧的剧本打交道的演员的血液检测结果有些令人意外：免疫力明显下降，他们的免疫细胞数量少、不强壮，而且不能随时进入工作状态发挥作用，更容易受到感染。

大脑也和免疫系统一样，容易受到压力的影响。海马是保存人类记忆的要塞，其表面镶嵌着皮质醇探测器，这使海马对压力信号极为敏感。如果压力不是很大，大脑运转良好，我们就可以更有效地解决问题，同时更容易记住一些信息，这里面有进化的原因。危及生命的事件是我们能够记住的最重要的经历。在大草原上，这些事件经常以闪电般的速度发生。那些可以快速

---

① 位于罗马尼亚喀尔巴阡山脉。19世纪英国小说作家斯托克（Bram Stoker）所著小说《德拉库拉》中的吸血鬼之王德拉库拉原是特兰西瓦尼亚的伯爵。这部小说使特兰西瓦尼亚这个地名在吸血鬼故事中具有符号意义。作者用其形容此次实验，表现这个实验的诡异性。——译者注

记下这些经历（并能以同样的速度快速而准确地回忆起这些经历）的人比那些做不到这些的人更容易生存下来。事实上，研究表明，这些紧张的体验立刻在人脑中形成记忆，当危机再次出现时，人类可以非常迅速地召回这些记忆。

如果压力过于严重或持续时间太长，就会影响到学习。而且这种影响可能具有毁灭性。你每天都可以看到压力对学习的这种负面影响。处于压力之下的个体在数学方面表现得不是很好。他们处理语言的效率不高，记忆力差，无论是短时记忆还是长期记忆。承受重压的个体不能像没有压力的个体那样，将旧有的信息加以概括或改变，以适应新的场景，无法集中精神。无论从哪个角度进行测试，结论都是：慢性应激损伤我们的学习能力。一项研究表明，在某些认知测试中，高应激成年人的成绩比低应激成年人成绩差 50 个百分点。具体来说，压力会伤害表述性记忆（你可以描述的一些事情）和执行功能（与解决问题有关的某种类型的思考能力），而这些能力是在学校和职场表现得出类拔萃所必需的能力。

恶棍，英雄

压力对我们的智力有明显的损害，其背后的生物学过程，我们可以通过两个分子的故事加以描述，有这么样两个分子，一个是恶棍，另一个是英雄。恶棍就是我们以前讨论过的皮质醇，它是成分混杂的糖皮质激素（glucocorticoid）的一部分，我称它们为压力荷尔蒙，这些荷尔蒙由肾上腺分泌。肾上腺像屋顶一样覆盖在肾的上方，对神经信号极其敏感，它们好像曾经是大脑的一部分，不知什么原因掉了下来，落进人类的肚子里。

如果大量的应激激素可以自由进入人的中枢神经系统，那么它们会对我们的大脑产生极其恶劣的影响。当人类长期处于压力之下的时候，就会发生这种事。应激激素似乎对海马内的细胞有特殊的偏好，这很成问题，因为海马与人类学习的许多方面息息相关。应激激素可能造成海马中的细胞更容易受到其他压力的伤害。应激激素可以断开神经网络，那是一张由脑细胞组成的网，作用就像个保险箱，储存人类最珍贵的回忆，它们能够阻止海马产生全新的神经元。在极端的情况下，应激激素甚至可以杀死海马细胞。毫不夸张地讲，严重的压力可能造成大脑某些组织的损伤，而这些组织极有可能帮助你的孩子通过升学考试。

大脑似乎意识到了这一切，所以不仅为我们的故事安排了坏人，也给我们安排了一个英雄。我们在本书的第一章就与这位英雄碰面了，就是脑源性神经营养因子，简称 BDNF。脑源性神经营养因子是被称为神经营养素的蛋白质群中的重要一员。海马中的脑源性神经营养因子就像一个配备有神奇肥料的常备军，在敌对行动面前，保持着神经元的存活和生长。只要周围有足够的脑源性神经营养因子，应激激素就不能干坏事，就像我所说的，脑源性神经营养因子是一个英雄。那么，系统又是怎么崩溃的呢？

问题出在，大脑中有太多的应激激素，而它们在大脑里待的时间又很长。这种情况你可以在慢性应激人群，特别是各类的习得性无助人群中发现。尽管脑源性神经营养因子的"肥料武装"很神奇，但是如果应激激素以足够强的糖皮质激素围攻它们足够长的时间，脑源性神经营养因子也有可能被击倒。就像侵略者围攻一个堡垒那样，足够多的应激激素终将击倒并破坏大脑的自然防御体系。如果应激激素数量足够多，它们完全能够关闭海马细胞中制造脑源性神经营养因子的基因。你没看错：它们不仅击垮了我们的自然防御体系，而且还把它给关闭了。所造成的破坏性影响是长久的，这一影响很容易在那些经历了灾难性压力的人群中观察到。

你可能还记得，那个在戴安娜王妃因车祸去世当晚与她同车的保镖，直到今天，他还完全回忆不起来车祸发生前后几个小时内的事情，这是对严重创伤的一种典型反应。与这个反应相比，症状稍轻的健忘，在人群中很常见，如今大多数人都在承受着不是十分严重、但却非常普遍的压力。

长期压力的一个最阴险的影响，是将人推向抑郁边缘。我指的不是每个人日常生活中都可能经历到的"情绪沮丧"，也不是指由于悲惨情形，如某个亲人的去世造成人的心理悲伤。我说的是抑郁症，这个导致每年多达 80 万人企图自杀的病症。这种疾病就像糖尿病一样普遍，但更具致命性。长期暴露于压力之下，可能将一个人引向抑郁的边缘，然后完全将他推向抑郁。抑郁症是对一系列思维进程失去管理的表现，其中包括记忆、语言、定量推理、流体智力和空间感知。这串名单很长，我们对里面提到的内容也很熟悉。不过，除非你亲身体验抑郁，否则这些特征没有一个是你所熟悉的。许多抑郁症患者感到无法摆脱抑郁。他们认为，生活的冲击是永久性的，事情不会变得更好。虽然有摆脱抑郁的方法，但是他们对这些没有感觉。他们对如何摆脱心脏病的讨论要远远多于如何摆脱抑郁的讨论。

非常清楚的是，压力损害学习，然而更重要的是，压力伤害人体本身。

遗传缓冲区

在大脑这样复杂的世界里，压力和学习之间的关系也这么直接吗？这次，答案是肯定的。失控的压力无疑对大多数人的大脑来说都是个坏消息。但是，大多数不等于全部。就像黑暗房间中奇怪放置的蜡烛一样，有些人以意想不到的清晰方式照亮了人类行为的角落，他们的事例说明了遗传和环境因素的复杂性。

吉尔出生在市中心的一个家庭，她的父亲在吉尔还是学龄前儿童的时候就开始对她和她的妹妹进行性侵犯。因为"神经崩溃"，吉尔的母亲被两次关进精神病院。吉尔 7 岁的时候，情绪激动的父亲在客厅里召开了家庭会议，他当着全家的面，用一支手枪指着自己的头，激动地说："是你们逼我这样的"，然后就扣动了扳机。吉尔母亲的精神状况继续恶化，多年来，她进出精神病医院很多次。当母亲在家的时候，她就会打吉尔。吉尔十几岁的时候就被迫外出工作，以帮助贴补家用。当吉尔渐渐长大，我们预想她可能会有很深的心理创伤和严重的精神损害，我们预想她可能会吸毒，甚至会怀孕一两次。然而事实恰恰相反，吉尔长成了一个迷人的大姑娘，在学校非常受欢迎。她成为了一名优秀的歌手、学校的模范学生，还是班长。总之，她的情绪很正常，好似未受到童年可怕环境的影响。

吉尔的故事被发表在一本重要的精神病学杂志上，这个故事表明了人类对压力反应的不平衡性。精神病学家通过长期的观察发现，有一些人与其他人相比，他们对压力更耐受。分子遗传学家开始揭示这其中的原因，有些人的遗传互补自然缓冲了压力，甚至是缓冲了长期压力对他们的影响，目前科学家们已经分离出一些基因。在将来，我们也许只通过简单的血液测试，查找血液中是否存在这些基因，就可以知道哪些人对压力耐受，哪些人对压力敏感了。

卸载点

在压力之下，人们作出的这种典型应激反应（这种反应可能对人类具有相当的损害）和吉尔这样的特殊反应，我们应该如何解释呢？为了回答这个问题，我们要向一位资深的科学家布鲁斯·麦克尤恩（Bruce McEwen）求助，他同时也是一位政界元老，人很聪明，出现在公众面前时总是西装革履。

麦克尤恩提出了一个有力的理论框架，使我们能够了解人类对压力有可能做出的各种反应。他根据《星际旅行》（*Star Trek*）①的工程手册直接给该理论框架命名为：allostasis（非稳态）。"Allo"来源希腊语，意思是变量；"stasis"

---

① 也译为星空奇遇记、星际奇旅、星际迷航，是项集合名，指的是设定在同一个虚构宇宙中的六代电视科幻电视系列剧（总共726集）、10部电影、上百部小说、电视游戏以及其他虚构作品，该宇宙是由吉恩·罗登贝瑞于20世纪60年代初期到中期所创造。它描述了一个乐观的未来世界，在那时人类已经战胜了地球上的疾病、种族、贫穷、偏执与战争。是科幻娱乐界史上最受欢迎的名字之一，也是电视史上最受欢迎的电视系列剧之一。——译者注

是指平衡条件。该理论的主要思想为：人体内有一些系统，通过改变自己使人体保持在稳定状态。人体内的压力系统以及它下面许多复杂的子系统就属于这一类系统。大脑协调人类周身的变化，这其中也包括行为，以对潜在的威胁做出回应。

根据麦克尤恩的观点，就压力本身而言，它既没有害，也没有毒性。外部世界与人类处理压力的生理机能之间复杂的相互作用最终决定压力是否具有破坏性。人体对压力如何作出反应，这取决于压力本身以及压力的严重程度和持续时间，另外还取决于人体本身。存在这么一个临界点，超过这点，压力就变得有毒，麦克尤恩称该点为非稳态负荷(allostatic load)。在我第一次，也是唯一的一次听到母亲说脏话时，我知道了非稳态负荷。当我取得自己学习生涯的最低分时，我也体会到了非稳态负荷。我们每个人都有自己的故事，能够说明真实生活中压力对我们的具体影响。

大家可能还记得，我母亲曾经是一名老师，教小学四年级。一天，母亲在自己的房间里批改学生的考卷，碰巧那天我也没有什么事情，待在自己的房间里，不过当时她并不知道我在家。母亲正批改她最喜欢的一个学生的考卷，我暂且称这名学生为凯丽。凯丽是一个长相甜美、一头棕发的小女孩儿。她是所有教师的理想学生：聪明、有礼貌、合群、朋友众多。四年级的上半学期，凯丽的成绩很优秀。

不过，四年级下半学期情况发生了变化。圣诞节假期结束后，凯丽走进班级的那一刻，我母亲感觉到有什么事情非常不对劲。她总是目光低垂，无精打采，并在那个星期第一次和同学动手打架。接下来，在一次考试中她拿到了生平第一个 C，后来才发现，这个 C 是这学期她的最好成绩，此后她的成绩总是在 D 和 F 之间徘徊。她被多次叫到校长办公室，而我的母亲也很懊恼，决心找出凯丽成绩下降、性格大变的原因。母亲了解到，凯丽的父母在圣诞节期间决定离婚，之前凯丽的父母一直瞒着凯丽，现在家庭内部的冲突已经公开。就在那个雪天，当母亲批给凯丽拼写考试的第三个 D 时，母亲发怒了：

"该死的！"她尽量控制着自己的音量小声地骂道，不过最终母亲还是忍不住大声吼道："凯丽在我的班级取得好成绩的能力竟然与我的班级无关！"这时我已经被吓呆了。

当然，母亲想说明的是家庭生活和学校生活之间的关系，这一联系折磨了老师们很长一段时间。学生在学校成绩的最大预言者原来竟是学生在家里的情绪稳定性。

家庭里的压力

我想集中讨论一下存在于家庭内的压力，因为这与孩子在学校的学习能力有深刻的关系，也与孩子长大后的工作能力有很大关系。

让我们谈一谈现在社会中一个比较司空见惯的事实：孩子目睹父母的争吵。简单的事实是，孩子发现尚未解决的婚姻冲突非常令人不安。他们捂上耳朵，握紧拳头，一动不动地站在那里，或哭泣或眉头深锁，恳请父母停止争吵。一次次的研究表明，儿童——有的甚至只有6个月大，对成人的争吵都有生理上的反应，比如他们会出现心跳加快、血压升高的症状。经常目睹父母争吵的各年龄段儿童的尿液中应激激素含量增高。他们难以调节自己的情绪，无法安慰自己，也很难将注意力集中在某些事情上。他们无力阻止父母之间的这场冲突，失控对他们的情绪造成严重的损伤。如你所知，控制对压力认知有强大的影响，失控可能影响到他们生活的方方面面，包括功课。他们正在经历非稳定负荷。

压力影响学习成绩，对此我深有体会。在我上高中的时候，母亲被诊断出患有严重疾病，并且可能致命。那天妈妈看过医生后回到家里已经很晚了，她在厨房为我们准备晚餐。但是，当我看到她时，她正愣愣地盯着厨房的墙壁。母亲吞吞吐吐地讲述着她的病情，然而，仿佛这一切还不够，另一个重磅炸弹还在等着我。对妈妈的情况有了一些了解后，不知道该如何处理的爸爸决定和妈妈离婚。听到这些，我好像被别人狠狠地打了一拳。几秒钟我都不能动弹。第二天到学校上学，我不记得上课时老师讲了些什么。我只记得我盯着教科书，脑海里想着，这个不可思议的女人教会了我认字，让我喜欢上了书籍，过去我有一个幸福的家庭，而所有这一切都即将结束。妈妈现在该有多难过，她的痛苦是我无法想象的，她从来不说自己的感受。我不知道该怎么办，我的朋友很快离开了我，我也远离了他们。我无法集中精神，我的思绪总是游荡回童年时代，学习成绩也一落千丈。那次，我得了学习生涯中唯一的一个 D，但对此我根本不在乎。

虽然事情已经过去了这么多年，我仍觉得很难提笔描写这段高中时光。不过，相比之下，解释压力的第二个非常强大的影响还是很容易的：压力之下的大脑不能像非压力之下的大脑那样学习，这也是另一条大脑定律。想象一下，生长在一个情绪不稳定的家庭环境中，压力似乎永无止境。鉴于压力能够极大地影响到学习，我们可以猜测得到，生活在高焦虑家庭环境的儿童，他们的学习成绩无法和那些无忧无虑孩子的学习成绩相提并论。

研究人员的研究结果证实了我们的猜测。无论多大年龄的孩子，家庭内的婚姻压力对子女各方面的学习成绩都可能产生负面影响。研究人员最初的研究侧重于学生的各科成绩平均分随着时间推移的变化情况。他们的研究发现，父母离异的子女学习成绩同对照组的学习成绩相比存在着惊人的差距。随后进行的调查表明，在情绪不稳定的家庭环境下成长的儿童的学习成绩更糟。（随后进行的更为仔细的调查表明，父母之间公开冲突的存在，而不是离婚这一结果是影响子女学业成绩的最大因素。）这些孩子在标准化数学、阅读测试中也表现不佳。

父母冲突程度越严重，对子女学习成绩的影响也就越大。教师们通常报告说，来自婚姻不幸家庭的儿童在能力和智力测验方面的成绩都很低。这些儿童被学校开除或成为少女妈妈的可能性是正常儿童的三倍，他们日后生活在贫困之中的可能性是常人的五倍。正如社会活动家芭芭拉·怀特黑德

（Barbara Whitehead）在《大西洋月刊》撰稿所说的那样："老师们发现许多儿童情绪分散，注意力不集中，家庭的琐事、父母的冲突让他们心烦意乱，心事重重，无法将精神集中在学习上。"

这些孩子的身体健康状况也开始出现恶化，他们旷课、逃学的次数也逐渐增加。发生旷课的原因可能是因为压力过大而导致免疫力低下，从而增加了感染的风险。尽管证据还不是结论性的，但越来越多的数据显示，在不良环境中生活的儿童更容易患上某些精神障碍，如抑郁、焦虑。这种疾病可能对他们的认知过程造成严重的破坏，而认知过程对取得学业上的成功极为重要。随着儿童渐渐长大，童年时的压力一直伴随着他们。事实上，无论一个人年纪有多大，即使他以前是一个工作效率高、令人敬佩的员工，但在压力之下，他们的表现也会急转直下。

工作压力

你可能听说过丽莎·诺瓦克，她是一位飞行员、电子武器专家，漂亮、聪明。政府花费了数百万美元将她训练成为一名宇航员。同时她还是两个孩子的母亲。在接受职业生涯中最高任命——航天飞行任务的控制中心专家之前的一个月，她和丈夫正处在离婚的边缘。还是让我们回到压力累积上面来。一天，她把一些武器放进了汽车，出发之前将自己乔装打扮一番，甚至穿上了纸尿裤，这么做是为了节省时间，不再中途停车。然后，她一路不休息地从奥兰多开车到了休斯敦，据称她此行的目的是为绑架一个女人，一个她认为威胁了自己和一位男宇航员之间关系发展的女人。就这样，不是作为一项美国最具技术挑战性工作的领导者，这个技术娴熟的工程师因为绑架未遂和盗窃的指控，等待着法庭的审判。她可能永远不能再飞了，这让这个悲伤的故事更加令人心碎，也让那些花在她训练上的金钱化为灰烬。但是，与压力对整个工作场所造成的损失而言，这区区几百万美元是微不足道的。

压力攻击人体免疫系统，增加了员工生病的机会。压力致使血压升高，增加了员工患心脏病、中风和自身免疫性疾病的风险。这直接影响到卫生保健费用和养老金的成本。由于旷工，每年有 5.5 亿个工作日损失，这其中有一半是因为压力造成的。压力大的员工往往以微不足道的借口逃避工作，而且经常迟到。然而老板们对压力往往漠不关心。疾病控制与预防中心宣布，我们每年 80% 的医疗支出与压力有关。在整个劳动力人群中，有 77% 的人身体垮掉了。这就意味着我们的员工体内有大量的皮质醇，他们需要经常看医生，他们错过了很多的会议，耽误了很多的工作。然而这还不是全部，长期的压力可能会导致抑郁，而抑郁改变了思考能力，直接吞噬了公司的智力资本，这对企业生产力的破坏是三重的。

第一重影响，抑郁破坏大脑自然的即兴本能，就像关节炎破坏舞蹈演员的身体能力一样。流体智力、解决问题的能力（包括定量推理）以及记忆的形成深受抑郁症的影响。其结果是创新和创造力的流失，这就同我们谈论关节炎对人的关节、肌肉造成的损害一样，这在生物学卜都是真实存在的。在以知识为本的经济体系中，智力的灵活性往往是生存的关键，这对企业的竞争能力、股东价值以及盈亏来说是个坏消息。事实上，1990 年整个劳动力市场的抑郁成本估计为 500 亿美元，由此造成的生产力损失高达 330 亿美元。

第二重影响，这些失去创造力的员工同时使公司背负更多的医疗保健费用。因此，压力不仅降低了有价值的员工对公司的贡献，同时使这些员工开始侵蚀公司的内部资源。而且不只是精神健康方面的开支，抑郁症个体患其他疾病的风险也增加了。

第三重影响，重压之下垮掉的那些员工，如果不是自己主动离开，也会被公司炒掉。人员变动进一步影响到生产力，同时还要加上昂贵的招募和培训新员工的成本。丑陋的事实是，对人类脑细胞的攻击就是对企业竞争力的攻击。结果如何呢？许多研究的统计分析结论同样为我们描绘了一个暗淡的景象：压力原因造成企业每年损失 2 000 亿 ~3 000 亿美元，季度赤字高达 750

亿美元。

压力的类型、职业激励和厌倦之间的平衡性以及员工家庭的生活情况，这三件事情关系到一个工作场所员工承受的压力是否过大。企业家们花了很长一段时间来研究什么类型的压力致使人们的生产力下降，他们得出的结论与马丁·塞利格曼的德国牧羊犬实验完全相同：控制至关重要。职业压力的完美风暴似乎是两个恶性事实的结合体：（1）对你的期望太大；（2）你对自己是否会表现良好缺乏控制。对我来说，这听起来很像习得性无助。

研究也发现了积极的一面，恢复控制可以使这些饱受压力的员工重获生产力。研究人员曾与一家公司合作进行了一项实验，在该公司实行以控制为基础的压力管理计划，然后评估该公司的盈利情况。两年后，该公司仅员工补偿金一项就节省了将近 150 000 美元。那么，实施压力管理计划的成本是多少呢？约 6 000 美元。该计划仅实行了 16 小时，那些已被确诊患有高血压的员工的有害血压水平出现了明显的下降。

控制并不是促进生产力的唯一因素。在生产线上工作的员工，日复一日地做着同样的事情，这些员工肯定可以控制自己的工作流程。但是，厌倦可能是令大脑麻木的压力源，那么有什么可以使事情变得更有趣呢？研究表明，一定量的不确定性对生产力有好处，特别对那些聪明的、有抱负的员工来说更是如此。他们所需要的就是可控性和不可控性之间的一个平衡。些许的不确定感可以让员工调动独特的解决问题的策略。

如果你是管理者，造成职场压力的第三个方面原因实在与你无关。我要谈论的是家庭生活对工作的影响。员工个人问题与他的工作效率之间不存在防火墙这样的东西。这是因为我们只有一个大脑，不能因为事业、家庭的不同而分开使用。工作压力影响家庭生活，引起家庭中更大的压力；家庭中的更多压力反过来也造成更大的工作压力，然后这种更大的工作压力又被带回了家里。这是一个自我供给式的死循环，研究人员称之为"工作 - 家庭的冲突"。因此，虽然工作中的自主权、解决问题的能力让你在工作中得心应手。但是，如果你的家庭生活很糟糕，你同样会遭受压力的负面影响，你的老板也一样。

无论我们探讨学生的学习成绩还是员工的工作业绩，我们总是会遇到家庭情绪不稳定的深层影响。考虑到它的影响如此普遍，对于这么私人的家庭压力问题，我们可以做些什么呢？

婚姻干预

著名的婚姻问题专家约翰·戈特曼（John Gottman）只要与一对夫妇接触3分钟的时间就可以预测他们未来关系的走向。他预测婚姻成败的准确率已接近90%，研究成果得到了同行的认可。[①]可以说，他极有可能已将美国教育和工商部门的未来掌握在自己的手里了。

他是如何做到的呢？经过多年的仔细观察，戈特曼区分出特别的婚姻行为，这其中有积极的行为也有消极的行为，这些行为具有极大的预测性。但是，这样的研究不能最终让戈特曼这样的人满意，因为这样的研究就好像告诉某些人得了致命的疾病，然而却又不知道该如何治愈他们。因此，戈特曼下一步的研究就是尝试利用已有的预测知识，给夫妇们一个美好的未来。以自己几十年的研究为基础，戈特曼制订了婚姻干预策略。该策略着重改善那些预测婚姻成功的行为，消除那些预测婚姻失败的行为。即使应用该策略最简单的形式，他的干预方法使离婚率下降了近50个百分点。

他的干预方法究竟起到了什么样的作用呢？该方法降低了夫妻之间敌对情况的频率和严重程度。这种文明的回归不仅对婚姻的重建有益处，它还有许多其他积极的作用，特别是如果夫妇还有子女的话。婚姻关系的好坏对孩子的影响是直接的。戈特曼说，现在他不仅可以通过观察父母之间的应激反应，还可以通过检查他们孩子的尿样，来预测夫妻之间的婚姻质量。

---

① 更多研究发现，可参阅约翰·戈特曼的系列作品《幸福的婚姻》《爱的搏弈》《人的七张面孔》和《培养高情商的孩子》。——编者注

　　戈特曼通过检测孩子尿样预测夫妻关系的说明值得我们深思。戈特曼的婚姻研究让他常常接触到那些刚刚开始组建家庭的夫妻。当这些婚姻开始向生育过渡时，戈特曼注意到，夫妻之间的敌对关系开始暴涨。这其中的原因有很多，从长期的睡眠不足到增加一个处处需要照顾的家庭成员而导致的种种需求（小孩子通常需要成年人随时、无微不至的照顾）。等到孩子1岁的时候，这时的婚姻满意度已经下降了70%，也就在这个时候，母亲患上产后抑郁的风险，从25%突增到62%。夫妻离婚的风险也在增加，这意味着美国的儿童出生在一个动荡不安的情感世界里。

　　这一观察让戈特曼和另一个研究人员艾丽森·夏皮罗（Alyson Shapiro）萌生了一个想法。如果在已婚夫妇之间，当妻子怀孕的时候，应用他的婚姻干预策略结果会如何呢？在夫妻之间敌意闸门打开之前运用会怎样？在妻子患产后抑郁的风险大涨之前运用又会怎样？根据统计结果，他已经知道了，这样做会使婚姻关系得到大大的改善。不过，最大的问题还是孩子。一个情绪稳定的环境对婴儿神经系统的发展会起到什么样的作用？他决心找出这个问题的答案。

　　针对这个问题进行的调查研究被称为"带宝宝回家"，该项研究持续了数年，其中包括向准父母实施婚姻干预策略，不管他们的婚姻是否出现危机，然后评估孩子的发育情况。戈特曼和夏皮罗找到了一个信息的宝库，他们发现，在干预家庭抚养长大的婴儿与对照组家庭的婴儿完全不同。两组婴儿神经系统的发育方式不同，情绪行为表现也不同。干预组的儿童不怎么哭闹，他们有着更强的注意转移行为，面对外界的压力，他们的反应也非常稳定。生理上，干预组婴儿的体征明显具有健康情绪调节的基本特点；相反，对照组的婴儿显示出不健康、紊乱的神经系统特征。两组婴儿的差别非常明显，这个差别为我们揭示了一些事情，同时也都是基本常识，那就是，通过稳定父母之间的关系，不仅能够改变婚姻状况，同时也能够改变孩子。我想戈特曼的发现也可以改变世界，就从学生的成绩单和员工的绩效评价开始。

一些想法

当然，每个人的私生活如何是他们自己的事。但不幸的是，个体的私生活常常影响广泛。让我们以一个家伙的犯罪史为例，他最近从得克萨斯州搬到西北的一个城市。他非常憎恨自己的新家，于是决定离开。他偷了一位邻居的汽车（这已经是那个月他的第二次偷车行为了），开了几英里到了机场并将车丢弃。然后，他欺骗安检人员和门卫，搭"便机"飞回了得克萨斯州。他完成这一壮举的时候，离自己的 10 岁生日还差几个月。这个小家伙来自一个问题家庭，如果我们不立刻对其采取行动的话，那么抚养这个孩子长大的私人问题不久将会变成一个公共问题。我们如何才能理解，压力之下大脑不能像没有压力的大脑那样学习这一大脑定律，并从此改变我们的教育、抚养子女以及经商方式呢？对此，我想了很多。

首先教育父母

在目前的教育体系中，小孩通常在 6 岁左右开始上小学一年级。课程的设置无非是写作、阅读、数学。对孩子们来说，老师是完全陌生的一个人。这样的教育体系遗漏了一些重要的东西，那就是家庭中的稳定性被完全忽略了，尽管它是儿童在学校表现好坏的一个最大的预测因素。不过，如果我们认真对待这种影响又会怎样呢？

我设想了一个教育体系，在这一体系中，最先接受教育的不是孩子，而是学生家长。课程包括哪些呢？用戈特曼强大的婴儿的神经系统变化的实验方案，教导家长如何创造一个稳定的家庭生活。干预甚至可以从产房开始，由专业医院提供，如拉梅兹课程（Lamaze class）[①]，这项课程已经开展了很长一段时间了。这样，卫生系统和教育系统之间将形成一种独特的伙伴关系，它使教育从孩子一出生就成为一件家事。

---

① 是指心理助产班。拉梅兹是发明这种心理助产训练方法的法国产科医生费尔南德·拉梅兹（Fernand Lamaze）的名字。——译者注

　　一年级应该从孩子出生的一周后开始。婴儿的惊人认知能力以及从语言习得到需要大量主动玩耍时间的强烈要求，在专为儿童设计的课程中将一一得到充分体现。(我并不是号召应用某些奇怪公司生产的在孩子一出生就试图把他变成爱因斯坦的那些商品。这些产品大多数都没有经过测试，而且有的产品已被证实对学习有害。我设想的是一个成熟的、经过严格测试的教学法，这样的教学法目前还不存在，这又为教育工作者、脑科学家应在一起努力工作增加了一个理由。) 与此同时，父母们将参加不定期的婚姻进修系列课程，目的就是确保家庭的稳定性。

　　目前还没有一家医院或学校，为美国未来的学生提供这种干预，也没有专为儿童认知力而开设的正式课程。最好的开始可能来自于脑科学家和教育科学家的协作实验，他们所需的就是合作教育的愿望，也许还需要一种冒险的精神。

免费家庭咨询、儿童保育

　　历史上，有人在他们工作的头几年就取得了骄人的成绩，有时他们的工作改变了世界。在经济领域，大多数诺贝尔奖得主的研究工作都是在他们职业生涯开始的 10 年之内完成的。爱因斯坦在 26 岁时就已经发表了他大部分的创新观念，难怪现在的公司都想要招聘年轻的人才了。

　　现在的问题是，人们通常是在应该尽全力工作、出成绩的关键时刻，开始组建家庭。他们正试图在自己压力最大的时刻创造更好的效益。如果此时公司能够认真对待生活中的这一不愉快冲突，结果又会怎样呢？他们可以为每个新婚的员工或者每个刚刚怀孕的员工提供戈特曼的干预课程。这是否会扭转家庭压力对这些在这个年纪开始工作生涯员工的负面影响呢？这种干预措施可能会提高生产率，甚至为公司带来一批心存感激、忠诚的员工。

　　当一个有才能的人被迫在事业和家庭之间作出一个可怕的决定时，企业也面临着可能失去最好、最聪明员工的风险，这个决定对妇女来说特别困难。

在 21 世纪，我们发明了两种经济类型的划分：无孩子阶层（这些人没有子女，也就没有为子女所需承担的责任）和有孩子阶层（这些人有子女，所以承担主要照顾者的角色）。从性别角度看，这些类别很少有对称性。根据哈佛大学经济学教授克劳迪亚·戈尔丁（Claudia Goldin）和亨利·李（Henry Lee）的研究表明，有孩子阶层类别中妇女所占的比重很大，在有孩子阶层中男女比例达到 1∶9。

如果有才能的人无需被迫在事业和家庭之间做出选择，那又会怎样？如果企业为员工提供就地的儿童保育措施，这样就能在员工最有价值的时候留住他们，结果又会如何？这显然对妇女产生的影响最强烈，这也意味着企业内部能够立即实现性别平衡。这种措施对企业的生产率产生如此巨大的影响，那么由此产生的收益能否抵消由于提供儿童保育措施而产生的费用呢？这是一个伟大的研究课题，它将不仅可以在这一代使企业产生更多稳定的员工，也为将来劳动力市场培养了更健康的儿童。

给员工的力量

现在有很多关于如何管理压力的书籍，但质量良莠不齐，有的书籍让人越看越糊涂，还有一些书籍的见解非常独到。好书都有一个共同点，它们强调：成功的压力管理绝大部分内容涉及将控制重新带回生活之中。这意味着，经理或人力资源专家在处理工作过程中要具备强大的预测力和洞察力。只需通过观察员工觉得最无助时候的环境，他们就可以检测到与压力相关的问题。他们可以基于金振松和大卫·戴蒙德的压力三重定义设计出问卷调查表，定期评估如员工的无力表现这样的具体问题，而不能只是评估诸如厌恶感这样的宽泛问题，接下来他们要做的就是改变这种状况。

如果脑科学家和商业人士在压力的生物学领域通力合作，这些都有可能实现。他们的调查结果可能会改变员工的缺勤率，减少员工上医院的次数，并减少社会保险开销。只需定期给员工一条出路，不是工作的出路，而是让他们走出正在经历的压力的出路，社会、企业将会节约大量的成本，还有可能由此产生更多的创造力。

关于压力与人的关系，研究人员、教育学家、商业人士都得出了类似的结论，这绝非巧合。更令人惊讶的是，自从20世纪60年代中期马丁·塞利格曼的实验以后，我们就已经知道了关于压力的大部分要点，现在是时候利用这些研究结果来产生效益了。

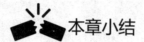 本章小结

定律 **8**
压力会损伤你的大脑

● 你身体的防御系统通过释放肾上腺素和皮质醇，对严重的、短暂的危险做出即刻的反应，比如，我们的祖先在觅食的过程中遭遇剑齿虎。慢性应激，比如家庭中的矛盾，严重损害了我们身体的防御系统，因为我们身体的防御系统进化之初只是为了处理短时的压力反应。

● 在慢性应激下，肾上腺素在你的血管壁上造成伤痕，这会导致心脏病发作或引起中风，而皮质醇会伤害海马的细胞，从而削弱你的学习和记忆能力。

● 对个体而言，最坏的压力是你感觉对问题失去了控制，感到束手无策、无依无靠。

● 情绪压力对整个社会都有巨大的影响，影响儿童的学习能力，影响员工的工作效率。

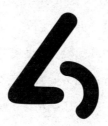

Brain
Rules

sensory integration
感觉统合

4

定律 **9**
大脑喜欢多重感觉的世界

每当蒂姆看到英文字母"E"的时候，他同时也看到了红颜色。他形容这种颜色的转变，就好像自己突然间被戴上了红色眼镜。当蒂姆的眼睛从英文字母"E"挪开时，他的世界又恢复了正常，直到他遇到字母"O"，那时世界又变成了蓝色。对于蒂姆来说，读一本书就仿佛生活在迪斯科舞厅里一样，五光十色的。很长一段时间，蒂姆认为，别人也和他一样。当他发现这种现象没有发生在每个人身上时，至少是在他的朋友中间没有这种情况时，他开始怀疑自己是不是疯了。当然，蒂姆的这两种想法都是不正确的。蒂姆患有（如果用这个词恰当的话）一种被称为联觉（Synesthesia）的脑疾病，这是一种感觉混合的罕见心理症状。尽管每2 000个人中就有1个人与蒂姆有同样的经历（有些人认为这个比例是1∶200），但科学家对这一个行为几乎一无所知。乍一看，这似乎是大脑在处理各种感官输入信号的时候发生了"短路"。如果科学家能够确定在感觉加工出现错误的时候究竟发生了什么事，他们就可能了解，感觉加工正常的时候，大脑中究竟发生了什么。因此，联觉激起了科学家的兴趣，他们决心弄明白大脑是如何处理感觉信息的。他们研究结果对学习的影响构成了大脑定律的核心内容：在同一时刻激发更多的感觉。

周末夜狂热

你能察觉到身边的任何事情，这种能力让我看来就是一个小小的奇迹。因为，一方面，你的头颅里面一片漆黑，那是一个安静的地方，就像洞穴那样寂寥；而另一方面，整个世界的影像噼啪穿行于你的脑海中，有视觉、听觉、味觉、嗅觉、触觉的种种印象，热闹得就像一个派对。怎么会这样？在很长一段时间里，没有人能够真正弄明白这究竟是怎么一回事。希腊人不认为大脑可以做很多事情。他们认为，大脑就像一堆惰性黏土，安静地坐在人的头颅里。（实际上，大脑产生的电流非常微弱，不足以刺痛你的手指。）亚里士多德认为心脏的作用是无与伦比的，它 24 小时为人类输送血液。他形容说，心脏是生命之火的港湾，而大脑的功能是在血液过热时起到凉血的作用，也就是说大脑是一种冷却装置（他认为肺也帮助大脑完成了这一工作）。也许是听了马其顿先师的劝告，至今我们仍然使用"心"这一词汇来形容精神生活的许多方面。

待在孤立的骨室里面，大脑是如何感知世界的呢？想象如下的场景：时间：周五晚上，地点：纽约的一个俱乐部。俱乐部内的舞曲是主角，不过音乐的旋律单调乏味得让人昏昏欲睡。然而这里不仅仅只有听觉刺激，除此之外，镭色灯光掠过整个房间；无数的身体随着节奏摇摆；酒精、油炸食品的气味以及违规吸烟的烟草味道在空气中混合着，这些对你的大脑来说就像另一张原声大碟。在角落里，一个被甩的恋人正在哭泣。房间里充斥着如此之多的信息，你开始头痛了，于是，你走出房间，呼吸一下新鲜空气。那个被甩的恋人也跟着你走了出来。

这段简单的描写，说明了大脑必须同时处理难以置信的大量感觉信息。外部物质信息的输入以及内部的情感投入都连续不断地提交给大脑。舞蹈俱乐部的例子可能有点极端。然而，这里的信息可能没有比你第二天在曼哈顿大街上感觉到的信息多。你的大脑忠实地为你感知着周围的世界，出租车尖锐刺耳的刹车声、待售椒盐饼干的香气、人行横道闪烁的信号灯以及周围擦身而过的人群，就和你昨晚听到的音乐、闻到的香烟气味一样。你就是一个奇迹。从事脑科学研究的我们才刚刚开始研究你是如何做到这一切的。

科学家们往往愿意以麦格克效应（McGurk Effect）的实验来说明感觉统合。研究显示，假设研究人员让你看一段视频，视频中一个人不断地重复着一个奇怪而丑陋的音节"ga"。在你不知情的情况下，研究人员关闭了原始视频的声音，并以"ba"的声音为这段视频配音。当科学家请你闭上眼睛听这段视频的时候，你听到的就是"ba"的声音。但是，如果你睁开眼睛，你的大脑突然看到说着"ga"的嘴形，而耳朵里听到的依然是"ba"的声音。大脑一时不知该如何处理这一矛盾。于是，它编造出一些事情。如果你和大多数人一样，那么当睁开眼睛的时候，你实际上听到的是音节"da"。这是大脑在你所听到的和看到的事物之间做的一个妥协，它必须尝试整合。

不过，你不是非得在实验室中才能证明这一点。你可以去电影院看场电影，之后就可以理解这个现象了。你看到银幕上演员们在对话，实际上他们根本就不是在这样做。你听到的声音来自于巧妙安置在电影院内的扬声器，有些扬声器就在你身后，有些在你的旁边，演员的嘴里没有扬声器。即便如此，你还是相信声音就是来自银幕上的那些嘴巴。配合耳朵听到的词汇，你的眼睛观察到演员口型的变化，大脑将这些体验整合，"骗"你相信你所听到的对话就是来自于屏幕上的演员。总之，这些感觉，让你产生有人在你面前说话的错觉，而实际上没有人在你面前说话。

感觉是如何整合的

实验室进行的类似实验的分析结果，导致科学家们提出了关于感官如何整合的一系列理论。在这一堆理论中，有一些观点让我想起了美国革命战争时期的英国军队，还有一些观点让我想起了美国人是怎样打败英国人的。英国军队仍习惯于欧洲传统的陆战，有很多中央规划。陆军军官们从战场上指挥战斗的军官那里收集资料，然后发布命令。而美国人没有什么传统，他们采用游击战术：实地分析，做决策，无需事先与中央指挥部门协商。

以那场战争中绿色田地上空传来的一声枪响为例，以英国军队的模式来描述这一体验就是，我们的各个感官独立发挥作用，将他们捕获的信息发给大脑的中央指挥所——复杂的认知中心。只有在这个中心，大脑才能将各个感官输入的信息整合成一个对环境的整体认知。耳朵听到枪声，并对刚刚发生的事情整理出一个完整的听觉报告。眼睛看到枪口冒出的硝烟从草坪上升起，独立对这个信息进行处理并形成该事件的视觉报告。鼻子，闻到了火药味，也做了同样的事情，形成嗅觉报告。它们分别将数据传送给中央指挥。在中央指挥那里，输入的信息被捆绑在一起，一个整体的看法形成了，然后大脑告诉它的鼻子、眼睛、耳朵"士兵"它们刚刚经历的是什么，这个过程可以分为三个步骤：

第一步：感觉

在第一步，我们捕获外部世界作用在我们身上的能量。外部世界的能量挤进我们的眼睛、耳朵、嘴巴、鼻子，摩擦着我们的皮肤，这项工作涉及将外部信息转换成大脑能够识别的电子语言。

第二步：路径选择

一旦信息被成功地翻译成大脑能够读懂的语言，它将被送到大脑的适当区域作进一步处理。视觉、听觉、触觉、味觉、嗅觉信号将分别在不同的专门区域被处理。负责帮助监督这一过程的是一个被称为丘脑的区域，丘脑位于人类"第二大脑"中部，连接紧密，呈蛋形。

第三步：认知

各个感觉开始合并它们的信息，这些综合信号被传送到大脑越来越复杂的区域（实际被称为高位置大脑区域），我们开始认知感觉传给我们的信息。正如我们下文将要谈到的那样，这最后一步既有自下而上又有自上而下的特点。

美国模式与此截然不同。在这一模式中，一开始，各个感觉就共同协作，在这一个过程的早期就相互咨询、相互影响。当耳朵和眼睛同时捕获到枪声、硝烟信息，这两个印象立即互相协商。它们认为这些事件一前一后几乎同时发生，没有必要同任何高级负责人商量。开阔的草地上空枪声响过，这一画面出现在观察者的大脑中。这一过程仍由感觉、路径选择、认知这三个步骤构成，只是在每一步都加上了"信号立即开始彼此沟通并影响着随后几轮的信号处理"。在这种模式下，最后一步的认知并不是整合开始的地方，而是已经达到最高潮。

哪个模式是正确的？研究数据倾向于第二种模式，但事实是，没有人知道这个模式是如何起作用的。有些解释很诱人，它们认为，实际上感觉之间以精确的协调方式在互相帮助。本章将主要研究在感觉、路径选择步骤之后发生了什么，即在我们获得认知之后发生了什么。

自下而上，自上而下

最后的认知这一步非常重要，我们可以通过观察得知如果最后一步失败究竟会发生些什么来认识到这一点。奥利弗·萨克斯曾报告过一个病人，他称这位病人为理查德博士，理查德丧失了各种知觉加工能力，他的视力没有问题，只是不能理解自己所看到的一切。当一个朋友走进房间，坐在一把椅子上，他并不总是能把朋友的不同身体部位看成是属于朋友一个人的。只有当来人起身离开椅子，他才能突然认识到这些不同的身体部位原来属于同一人。如果给理查德博士看一张运动员们在足球场上合影的照片，他会将不同人衣服的相同颜色部分识别为属于同一个整体，而看不出这些共同点（衣服的同一颜色部分）是属于不同的个体。最有趣的是，他不能感知属于同一经历的多重感觉刺激。这可以通过观察理查德博士试图看别人说话时的情景来理解这一点。他有时不能把说话者嘴唇的动作与所讲的话联系起来。这样对理查德来说，说话者嘴唇的动作和话语是不同步的，他有时抱怨说，好像在观看"配音极差的外国电影"。

鉴于将世界作为一个整体来认识是人类的生存优势，所以一直以来科学家们十分关注捆绑问题。他们想知道：一旦丘脑完成了分配任务，接下来会发生什么？信息被分割为感觉大小的碎片，被广泛地投射到整个大脑，这些分散的信息需要被重新组装（这正是理查德博士不擅长的地方）。那么，来自于各个感官的信息进入大脑之后，在哪里又是如何开始合并的呢？

知道它们在哪里合并要比知道它们如何合并容易得多。我们知道，大多数尖端复杂的事务多发生在被称为联合皮层的区域（association cortices）。联合皮层是专门区域，在整个大脑广泛分布，包括顶叶、颞叶和额叶。它们不完全是感觉区，也不完全是运动区，但它们正好在感觉区与运动区之间起着联络作用（联合皮层因而得名）。科学家认为，这些区域通过自下而上和自上而下这两种过程获得认知，当感觉信号一路上行，来到越来越高级的神经加工层次，这两个过程便开始启动。

生活中充满了复杂的声音、影像、形状、质地、口味和气味特征，大脑力求简化这个世界，然而，却采取增加更多混乱的方式。这就需要大批的感觉器官同时行动，每个器官负责特定的感觉属性。为了让我们尽情享受认知的丰富性和多样性，中枢神经系统必须把各个感官的活动整合起来，它通过把电子信号挤过更复杂、更高级神经集合的神秘丛林来完成这一切，最后，你对某些事物有了认知。

合作生存

一份资料显示，有超过 50 种类型的联觉，其中一个最奇怪的联觉向我们展示，当大脑的通路已经被弄糊涂了的时候，感官们仍在协同工作。就有这样的一些人，他们在看到一个字的时候，立刻会在舌尖上体验到某种味道。这还不是典型的流口水反应，流口水反应是这样的，比如在听到"巧克力"这个单词后想象糖块的味道，然后感到嘴里有口水溢出。我们刚才说的那种奇怪的联觉，更像是比如在一篇小说中看到"天空"这个单词，然后你的嘴里突然有柠檬的酸味。一项实验表明，即使有联觉者没有回忆起确切的某一个词，但只要存在一些对这个词汇的广义描述，他还是能体会到那种味道。这样的数据说明，感觉过程就是被设计成共同协作的。因此，引出了我们大脑定律的核心内容：激发更多的感觉。

　　这一现象的进化原理很简单：在我们祖先的出生地东部非洲，各种感觉信息不是依次先后地出现在人类的进化过程中。在人类进化之初，自然界不是只有视觉刺激，当我们的祖先从树上跳下来的时候，他们就遇到了多重感觉世界，并且很快就成了这方面的一把好手。

　　一些有趣的实验支持这种想法。几年前，科学家们通过 fMRI 观察人类的大脑。他们与观察对象玩了一个小把戏：他们给被试看一段某人讲话的视频，但是完全关闭了该段视频的声音输出。当研究人员检测大脑在做什么的时候，他们发现大脑负责处理声音的区域——听觉皮层，也被激发起来，仿佛被试真的听到了声音一样。如果被试观察的是一个人在做"鬼脸"的视频，那么他们的听觉皮层没有反应。只有与声音有关的视觉输入才能引起听觉皮层的如此反应。显然，视觉输入影响听觉输入，即使声音已经被关闭。

　　在差不多同一时间进行的另一场实验中，研究人员在被试的手上装上了一个触觉刺激器，然后在靠近被试手的位置发射短暂的一闪一闪的光。在实验过程中，当灯光闪烁的时候，研究人员时而将触觉刺激器打开刺激被试的手，时而关闭触觉刺激器。不管他们这样做了多少次，研究人员始终发现，当触觉刺激器刺激被试的手，让被试大脑触觉皮层出现反应的时候，这时大脑的视觉皮层部分也总是出现最强烈的反应。实际上，研究人员可以通过增加触觉来提升被试的视觉系统，这种效应被称为多重模态增强。

多种感觉并用也影响到我们检测刺激的能力。例如，我们大多数人在光的强度逐渐减弱的情况下，识别闪烁光的能力也在逐渐降低。于是研究人员决定通过精确配合闪烁光与声音同时出现的方式，来测试被试识别闪烁光的极限值。实验发现，声音的出现实际上改变了被试察觉闪烁光的极限值。被试发现，如果声音也是他们体验的一部分的话，他们可以超过正常限值看到闪烁光。

这些数据显示出了大脑强大的整合本能。我们知道，人类大脑在多重感觉环境下成长起来，你可能会推测，随着环境多重感觉化的程度加深，大脑的学习能力也正日益优化。你还可以进一步做出一个相反方向的假设：在单感知的环境下，学习不会很有成效。你的推测是完全正确的，事实确实如此，这给了教育界和商界一个明确的启示。

学习环节

认知心理学家理查德·迈耶（Richard Mayer）在探索多媒体环境与学习之间的联系方面做了很多工作。他的笑容很灿烂，脑袋看起来就像一个鸡蛋（当然是一个非常聪明的蛋）。他的实验简洁流畅：将房间内的被试分成三组，其中一组通过某一个感官获得信息（比如通过听觉），另一个组通过另一感官获取相同的信息（比如视觉），第三组通过上面两种感官的结合获取同一信息。

在多重感觉环境下接受信息的一组被试，他们的表现总是优于在单感知环境下接受信息的那两组被试。他们的回忆更准确、清晰度更高并且更持久，甚至 20 年后还清楚地记得当时的情况。他们解决问题的能力也得到了改善。在一项研究中，参与多重感觉并用课程的学生在解决问题的测试中提出了多种创新解决方案，超出参与单感知课程学生的 50% 以上。在另一项研究中，改进竟达 75% 之多！

多重感觉并用输入对我们的身体也有很多好处，它让我们的肌肉反应更迅速，察觉刺激的限值也提高了，眼睛对视觉刺激的反应更快了。不仅仅是视觉和听觉的组合可以产生这样的效果。当触觉与视觉信息结合起来，这时认知学习能力同仅仅通过触觉获得信息的学习能力相比，提高了近30个百分点。这些改进要远远高于你根据简单地将单感知输入获得的学习数据相加而得出的预测，有时，这种情况被称为超叠加整合。换言之，多重感觉并用输入的积极作用远远超过每个单感知输入相加的总和。也就是说，多重感觉并用的教学方式应该是我们努力的方向。

对于这些发现，许多学者做出了多种解释，大多数解释都涉及工作记忆。你可能还记得，我们在定律5中谈到的工作记忆，以前被称为短时记忆，它是一个复杂的工作空间，允许学习者将信息在这里存储上很短的一段时间。你可能还记得工作记忆对学习和工作的重要作用。在工作记忆的动荡世界中发生的一切，会深深影响到课堂上（职场中）教授的东西是否被学生（员工）掌握。

关于多重感觉学习的所有解释还涉及学习机理的一个违反直觉的特征：在学习的时候赋予额外的信息会使学习效果更好，这就像你携带两个沉重的背包去远足，和你携带一个沉重的背包去远足相比，前者可以令你更快地完成旅程。这就是我们在"短时记忆"那章中所探讨的"精细"（elaborative）处理问题。说得规范些就是：对信息额外的认知处理帮助学习者将新信息与以前掌握的信息整合起来。多重感觉体验当然对信息处理得更精细，这就是多重感觉发挥作用的原因吗？理查德·迈耶认为就是如此，其他主要研究认知与回忆的科学家也这么认为。

有关联觉的另一个例子也支持这一观点，还记得所罗门·谢里谢夫斯基那个令人惊讶的心理能力吗？他只需对70个单词组成的单词表听上一遍，就能毫无错误地复述下来（无论正序还是倒序），而且15年之后，他还能丝毫不差地将这个单词表背诵出来。谢里谢夫斯基还有其他多种类型的能力（或无能）。他认为，有些颜色是温暖的、有些颜色是凉爽的。这个很平常，大多数人都有这些感觉，但他还认为，数字 1 是一个骄傲的、体形健美的男子，而数字 6 是一个长了一双大脚的男人，这种感觉就不常见了。他的一些想象几乎是幻觉。他曾说过："有一次我去买些冰激凌……我到了小贩那里，问她有什么种类的冰激凌。'水果冰激凌。'她回答，不过她回答的语气让我感觉有一堆黑炉渣从她的嘴里喷出来，从那以后我再也没有给自己买过冰激凌。"

很显然，谢里谢夫斯基活在他自己的精神世界里，不过他为我们解释了一个更普遍的原则。有联觉者在面对"这些额外的信息有什么好处？"这样的问题时，普遍的反应是"这有助于记忆"，他们回答得干脆而且发自内心。鉴于有联觉者对此问题的反应这么一致，多年来，研究人员一直想知道，联觉和高级的心理能力之间是否有关系。

答案是：有。在某些情况下，有联觉者经常显示出不同寻常的高级记忆能力——影像记忆，这种记忆能力如同照相般清晰而且过目不忘。大多数联觉者都觉得古怪的体验非常令人愉快，这可能由于多巴胺的作用，而且这些体验有助于记忆的形成。

对普通人的一些规则

几十年来，迈耶分离出多媒体演示的一些规则，将我们所知道的有关工作记忆的知识与他自己关于多媒体接触如何影响人类学习的实证发现联系起来。下面以简要的形式列举这些规则的其中 5 个：

（1）多媒体原则（multimedia principle）：与单一的文字信息相比，文字、图片信息结合的方式有助于学生更好地学习。

（2）时间接近原则（temporal contiguity principle）：对应的文字与图片信息同时呈现，要比先后呈现更能令学生获得良好的学习效果。

（3）空间接近原则（spatial contiguity principle）：书页或屏幕上对应的词语与画面的临近呈现，比隔开呈现更能使学生学好。

（4）连贯性原则（coherence principle）：与学习主题无关的文字、图形与声音等内容最好不要放入学习内容中。

（5）形式原则（modality principle）：在学习上，动画加旁白的效果要比动画加文字的效果好。

尽管这些经验很奇妙，但这些原则仅仅与两种感觉——听觉和视觉的结合有关，还有其他三种感觉同样也能为教育环境做出贡献。让我们从一个天才的退伍老兵开始讲起，看一看如果我们再添加另一种刺激和气味，究竟会发生什么。

用鼻子把它找出来

我曾经听过这样一个故事，一个因为鼻子而惨遭医学院淘汰的男人的故事。为了了解这个故事的起因，你有必要先了解一些有关外科手术气味的常识。外科手术是一个臭味体验的过程，当你切开某人身体的时候，总是不可避免地划开患者的一些血管。为了避免血液影响手术，外科医生通常要用到一种像热烙铁一样烫的烧灼工具，医生直接将这种工具用在切开的刀口上，烧灼伤口，令血管闭合，这么做会使手术间充满了因燃烧而发出的辛辣气味，战场上也有同样的气味。我们说到的这位医学院学生是有着丰富战场经验的退伍老兵。退伍回到家以后，战争似乎没有对他产生任何恶劣的影响，也没有出现创伤后应激障碍症状。他成为了一名大学生，成绩优异，最终进入了医学院。然而，这位前士兵开始自己第一次外科实习轮转的时候，问题出现了。一进入手术间，他立刻闻到使用烧灼器后患者伤口发出的气味。气味立刻将他带回到战场中的一段他压抑了多年的记忆：他打死一名敌方的士兵，他的子弹近距离平射，打中了敌人的脸。他被这段记忆撕扯着，哭着跑出手术室，那个士兵垂死时喉咙里发出的奇怪的咕噜声一直在他的耳畔回响，救援直升机的噪声在远处响起。就在这一天，他重温了战场的体验，当天晚上，他开始接连回忆起那些在战场上发生的、同样可怕的事件。事情发生的第二周，他递交了辞呈。

这个故事说出了一些科学家多年前就已经知道的一个事实：气味可以唤起记忆。这就是所谓的普鲁斯特效应（the Proust effect）。马塞尔·普鲁斯特（Marcel Proust），法国作家，著有感人至深的名著《追忆似水年华》（*Remembrance of Things Past*）。在 100 多年前，他就畅谈了气味以及气味能够勾起人类久违了的记忆的能力。学者进行了典型的实验，研究气味可以提高回忆这一不同寻常的能力。例如，两组被试在一起看同一部电影，然后告诉他们到实验室接受记忆测试。实验对照组进入一个普通房间接受测试，而实验组的测试则在一个充斥着爆米花香味的房间进行。然后，研究人员对比了两组的实验结果，根据回忆影片中事件的数量、精确程度以及片中具体人物等，对两组被试评分，结果令人吃惊。类似的实验在世界各地进行过很多次，一些研究人员的报告显示，接触气味的实验组准确检索记忆的数量是对照组的两倍。也有一些研究人员报告了实验组记忆水平改善了 10%~20%。

对这些研究数据，有人的反应可能是大吃一惊，嘴里发出兴奋的"哇"声。还有人可能立刻会问："为什么实验数据会有差距？"出现差距的最大一个原因可能是，实验结果取决于被评估的记忆类型，以及获得这些结果所采用的方法。例如，研究人员发现，某些类型的记忆对气味十分敏感，而有些类型的记忆对气味却十分迟钝。当被试被要求回忆某个记忆中的感情细节时，这时气味似乎发挥了其特有的作用，就像我们谈到的那个医学院学生的经历一样。此外，要求被试回忆自传体记忆时，气味也发挥着同样的作用；另外，如果气味是正面的（对被试来说是好闻的），那么你会得到最好的实验结果。同样是一个电影测试实验，实验者将汽油味抽入实验室，这次被试没有像闻到爆米花味道那样得出积极的回忆检索结果。

气味不太擅长帮助被试回忆表述性记忆，不过你可以通过气味来提高表述性记忆测试的分值，但只有在实验开始前，被试的情绪被调动起来，通常是唤醒他们的紧张情绪，这时才有效果。（出于某些原因，放映内容是年轻澳洲男性土著民实行割礼的影片，这是刺激被试情绪的最好方法。）不过，最近的实验表明，气味可以在睡眠期间改善表述性记忆的回忆，这个问题我们稍后就会谈到。为什么存在普鲁斯特效应，为什么气味能够唤起记忆，能对这些问题做出解释吗？应该可以，不过为了更好地理解，我们有必要首先了解一下气味在大脑中是如何被处理的。

在大脑中，我们两眼之间有一块邮票大小的神经细胞群，被称为嗅部（olfactory region）。这一区域的外表面，即鼻腔中与空气最接近的那个地方，是嗅上皮（olfactory epithelium）。当我们用鼻子闻东西的时候，气味分子进入鼻腔并与那里的神经相遇。考虑到我们的鼻子里总是覆盖着一层厚厚的鼻涕，要完成这个过程可真是个奇迹。不过这些固执的分子设法穿过了鼻涕黏液，轻轻触碰鹅毛笔般的蛋白受体，即嗅上皮的神经细胞。该受体可以识别大量的气味分子。这时，神经细胞开始激活，你马上就能体验到某些气味了，剩下的过程发生在大脑。嗅上皮忙碌的神经好像小青年通过手机闲聊那样，在与位于它们上方的嗅球（olfactory bulb）内的神经聊天，这些神经帮助整理嗅上皮细胞发送过来的信号。

现在到了故事最有趣的地方，整个过程进行到这里的时候，所有其他感官系统都必须向丘脑发出一个信号，请求允许与大脑的其他部分建立连接，其中就包括认知发生的高位置区域，但携带气味信息的神经没有发出请求。这就如同一列车队中重要国家元首的汽车，没有经过中间人的允许，嗅觉信号绕过丘脑，直接到了他们在大脑中的目的地。

目的地之一就是杏仁核，也就是在这儿，普鲁斯特效应才开始有意义。正如你记得的那样，杏仁核不仅监管情绪体验的形成，而且也管理情绪体验的记忆。由于气味直接刺激杏仁核，所以相当于气味直接刺激情感。此外，嗅觉信号还通过梨状皮质到达眶额皮层，眶额皮层位于眼睛的后上方，与我们的决策行为密切相关。所以嗅觉在人类做出决策的过程中起着重要作用，就好像气味在说："我的信号很重要，我要给你一个难忘的情感体验。对此，你打算怎么做？"

嗅觉信号似乎非常着急，于是抄了近路，以致嗅觉细胞甚至没有保护屏障的守卫。这完全不同于人体的其他感觉细胞。例如，视觉神经元在视网膜内会受到角膜的保护，耳朵内的听觉神经元会受到耳膜的保护。唯一保护嗅觉神经元的东西就是干燥的鼻黏液了，没有这些黏液，它们会直接暴露在空气中。

一些想法

毫无疑问，通过不同的感觉提供的多重线索可以提高学习能力。多重感觉可以提高个体的反应速度，加强个体回忆的准确度，改善个体察觉刺激的能力，使个体的大脑在学习时编码更加丰富。然而，现在我们还没有在学校和职场中充分利用多重感觉的这些优势。下面是我的一些想法。

多重感觉并用的学校课堂

正如我们在"注意"那章中所了解的一样，一个讲座的开始阶段是认知的圣地，这时老师们会自动获得学生的注意力。如果这时老师的讲座内容是多重感觉并用的，那么学生整体的记忆会增加。通过前面的章节，我们已经发现，在固定的时间间隔重复信息有助于稳定记忆。如果我们以多重感觉的体验方式向学生介绍一个信息，然后在固定的时间间隔不仅重复该信息，同时重复我们提供信息的方式，那结果又会怎样呢？比如，在第一次重复信息的时候，同时重复视觉的体验；下一次，同时重复听觉的体验；再一次，同时重复肌肉运动知觉的体验。这种丰富编码的计划能否在真实世界环境中增强记忆力，进一步增强重复对记忆的强大影响呢？

让我们不要再继续忽视其他的感官了。我们已经看到，触觉和嗅觉有能力对学习过程做出重大贡献。如果我们开始认真考虑如何将它们带入教室，将它们与传统的学习方式相结合，那会对我们的学习有什么样的影响呢？我们能够获得它们的推动吗？

一项研究表明，气味和睡眠的结合改善了表述性记忆的固化。研究人员进行的这次令人愉快的实验用到了我和儿子经常玩的纸牌游戏。纸牌游戏使用的道具是 52 张专门的纸牌，我家的纸牌是我在一个博物馆购得的，整副纸牌总共印有 26 对动物图案，也就是每两张纸牌印着相同的动物图案。玩的时候，我们把所有的纸牌正面朝下摆好，然后开始随机翻开两张纸牌看上面的图案，如果两张牌图案相同，就可以将这两张牌取出；如果不同，仍需正面朝下，放回原处。在玩纸牌游戏的时候，必须集中注意力，尽量记住已经翻过的纸牌的内容，以便轮到自己翻牌时，可以及时找到另一张相同的纸牌。纸牌游戏是一个表述性记忆的测试，最后配对最多，也就是取出纸牌最多的人赢得比赛。

在实验中，对照组就按照通常的方式玩游戏，但是实验组没有，他们玩游戏的房间充满了玫瑰花的香气，然后大家就去睡觉了。对照组在睡觉过程中不被打扰；在实验组，当被试的房间开始传来轻轻的鼾声之后，研究人员在他们的房间注入了玫瑰气味。睡醒后，被试被要求回忆在前一天的游戏中，配成对的纸牌都在什么位置。没有气味体验的对照组答对了 86%，而那些在睡眠过程中接触玫瑰气味的实验组答对了 97%。脑成像实验显示这与海马有直接的关系，很有可能是气味增强了离线处理期间的回忆，而这通常发生在睡眠过程中。

在现实世界中，到处充满了激烈的竞争，为了给自己的子女换来这 11% 的竞争优势，父母们什么都愿意去做。而面对焦急的股东，一些 CEO 们也非常重视这一优势。

感官品牌

作家朱迪思·维奥斯特（Judith Viorst）曾经说过："力量就是将一块巧克力掰成四瓣，然后克制自己只吃其中的一小块。"她这句话指的是糖果对人类自我控制的诱惑，但也说明了情绪的煽动力量。

这正是情绪所能做的：它影响着动机。就如我们在"注意"一章中讨论的那样，大脑利用情绪选择某些输入并仔细检查。由于气味刺激了大脑中负责建立情感以及记忆的区域，这时一些商业人士就会问："影响动机的气味，也会影响销售吗？"

一家公司测试了气味对商业销售的影响，获得了一个令其欢喜雀跃的结果。他们让巧克力的香味从一个自动售货机中释放出来，之后，这个自动售货机的巧克力销量上升了 60%，这绝对是个激励。还是这家公司，在一个经营地址很不利的冰激凌店附近安装了一个蛋筒形的气味发生器（这家冰激凌店开在一个大酒店内，对顾客来说确实很难找）。之后他们发现，该店的销售额猛增了 50%，这一结果导致发明者创造了"香味广告牌"（aroma billboard）这一词汇来描述这一方法。

欢迎来到感觉品牌世界，现在整个市场已开始越来越重视人类的感官反应，特别是嗅觉反应。在为一家服装店做的一次实验中，调查者巧妙地让香草的气味在女装部柜台飘荡，调查者事前已经知道，香草的气味可以令女士产生积极的反应。在男装部，他们让空气中弥漫着摩洛哥玫瑰的味道，这是一种甜香气味，之前已经在男士身上测试过，男士对其反应良好。零售的结果是惊人的，当服装店在男女柜台分别使用香味刺激，他们的销售额比过去的平均水平增加了一倍。而当把香味反过来使用——男装部使用香草味道，女装部使用摩洛哥玫瑰气味，两个部门的销售额都大幅下滑，低于其过去的平均水平。那么结论是什么呢？只有布置得当，气味才能发挥其作用。负责这项实验的科学家埃里克·斯潘根博格（Eric Spangenberg）说："你不能只是选择一种令人愉快的气味，然后就期待它带来好的效果，气味也必须具有适合性（适合不同人的喜好，以及产品的市场定位）。"认识到这一事实后，星巴克不允许员工在工作时间擦香水，因为香水的气味干扰了咖啡的诱人香味，也就干扰了咖啡香味吸引顾客的潜能。

营销专家已经开始提出建议，使用气味来区别品牌：首先，根据目标市场的预期和需要选择合适的气味，例如咖啡令人愉快的香气可能会让忙碌的主管们想起家的舒适，在即将完成一项交易时，这是一个受人欢迎的放松方式；其次，将气味与销售目标的"个性"整合。森林的清新气味或海滩的咸味可能会比香草味更能引起越野车潜在买家的冒险感觉。让我们记住普鲁斯特效应：气味可以唤起记忆。

有效气味（不是冰箱里的味道）

有关气味的这些知识在商业环境中运用的效果又是怎样的呢？根据过去的教学经验，我有两个想法。我有时会为一些工程师们讲授分子生物学课程。一次，我决定做个自己的小普鲁斯特实验。（我这个不能算作严格的调查研究，只能算作一个非正式的小调查。）每次在我讲到一种被称为 RNA 聚合酶 II 的物质时，我都事前做好准备，在教室的一面墙上喷洒百露（Brut）香水；在另一栋教学楼我还要给另一群工程师讲授相同的课程内容，不过在讲授这种酶的时候我没有在墙上喷香水。课程讲完后，我在两间教室都喷上香水，测验每个人对我讲课内容的记忆程度。每次做这样的实验都会得到相同的结果。在学习过程中就可以接触到香水气味的人，比没有接触到香水气味的人测试成绩要好，有时是惊人的好。

这就让我有了一个想法，许多企业需要向他们的客户讲授产品的相关知识，从如何操作一个软件到如何修理飞机发动机。出于经济上的原因，这样的课程通常都是尽量压缩时间并且尽量讲授更多的内容，结果讲的 90% 的内容在一天之后都被忘记了。（对于大多表述性的主题，记忆衰减从教学完成的几个小时就开始了。）不过，如果老师给每节课配上一种气味，就像我的那个百露香水实验，结果会怎样呢？甚至可以在学生睡着的时候让他们接触到某种气味，学生会情不自禁地把课堂上的自传体体验（完全是信息的密集转移）与气味联系起来。

　　课后，这些学生（举例来说，他们在学习飞机发动机修理）回到自己的公司。两个星期后，他们来到公司的一个房间，里面都是等待修理的新近坏掉的飞机发动机。这些学生中的大多数可能已经忘了课堂上所讲授的内容，他们需要翻一下课堂笔记，这一温习过程可以发生在他们学习这些知识时所接触的那种气味的环境下。这会不会提升他们的记忆力？当他们在车间修理真正的发动机的时候，如果让他们接触到这种气味，又会怎样？提高了的记忆可能改善其工作表现，甚至是减少错误的发生。

　　听起来是不是有些荒谬？有可能。事实上，一个人必须从真正的多重感觉环境中认真梳理出情景依赖学习。（还记得定律 5 中说到的那个潜水服实验吗？）不过，这已经是一个开始，说明人们真正超越了传统的视觉、听觉信息模式，开始思考学习环境的问题。在这一领域，许多潜在的研究成果在等待着脑科学家、教育工作者以及企业家们共同努力去获得。

本章小结

定律 **9**

大脑喜欢多重感觉的世界

● 我们通过感官获得某一事件的信息，将其翻译成电子信号（一些信号来自视觉，一些信号来自听觉，等等），然后将这些信号发送到大脑的不同区域，接着对发生的一切进行重建，最后大脑对整体事件有了认知。

● 大脑似乎部分地依赖过去的经历，以决定如何将这些信号整合，所以两个人可能对同一事件产生完全不同的认知。

● 我们的感官就是被进化成要在一起协同工作的模式，例如，视觉影响听觉，这意味着同时激发各个感官可能会让我们学得更好。

● 气味具有唤回记忆的不寻常的力量，也许是因为嗅觉信号绕过丘脑直奔自己目的地的缘故。在这些目的地中，就包括那个被称为杏仁核的"情绪主管者"。

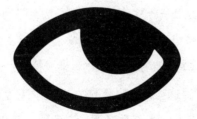

Brain Rules

vision
视觉

定律10
视觉是最有力的感官

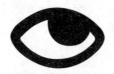

我们不是在用眼睛看，而是在用大脑看。有 54 名葡萄酒的狂热爱好者可以证明这句话的正确性。先别急着离开，听我把话说完。对外行来说，品酒师描述葡萄酒所使用的词汇听起有些装腔作势，语言风格更像是心理学家在描述一位病人。（"苦烈、醇厚、含情脉脉"，这是我在一次葡萄酒品尝晚会上听到的关于某种酒的评价，作为一个外行，我是被错误地邀请参加这次酒会的。就在那次酒会上，听到这句评价后我笑得前仰后合，被人急急忙忙地"护送"出门了。）

不过，专业人士却对这些评价非常重视。有些词汇专门用于评价白葡萄酒，还有一些特定词汇专用于评价红葡萄酒，这两种词汇从未有过交叉。鉴于我们每个人对某种感觉的认知都有所不同，我很奇怪，这些品酒师是如何做到客观评价的。很显然，欧洲的一些脑研究者也注意到了这个问题，于是他们来到品酒的世界——波尔多大学，从零开始研究，他们想知道："如果我们将无嗅无味的红色染料倒入白葡萄酒中，然后拿给 54 名专业品酒人士，结果会怎样？"杯中的液体只有一些视觉的改变，这些葡萄酒酿制术研究者们现在如何形容这些酒呢？他们精细的味蕾能否识破这一诡计，或者他们的鼻子会不会被愚弄？答案是"他们的鼻子上当了"。当这些品酒师们形容这杯"改造"

了的白葡萄酒时，他们每个人都使用了那些描述红葡萄酒的专用词汇，视觉输入似乎胜过了其他训练有素的感官。

科学界现在欣喜万分，诸如"气味的颜色"、"鼻子闻到了眼睛所看到的事物"的专业研究论文陆续发表。盛名的脑科学杂志也容忍了这帮研究者类似恶作剧的实验行为，你好像可以看到这些研究人员眼睛里闪烁着调皮的光芒。就是这些数据指向了我们这章脑定律的基本内容：视觉处理不仅仅只是协助我们认识世界，它主导我们认知世界。让我们从基础的生物学开始，找出其中的原因。

好莱坞的游牧部落

我们用大脑"看"世界。

经过这么多年的研究，最后得出的主要结论竟然如此出人意料地简单。因为视觉的内部机制似乎很容易就能让人弄明白，所以人们就更容易对视觉产生误解。首先，光（实际上是一团光子）进入我们的眼睛，在这里被角膜折射，角膜是一个充液结构，你的隐形眼镜通常紧挨着它。然后，光穿过眼睛到达晶状体，在这里光线被集中，并被投射在视网膜上，视网膜是位于我们眼睛后方的一组神经元。光线与神经元的碰撞使这些细胞中产生电子信号，信号通过视神经向大脑纵深方向旅行，然后大脑会自动翻译这些电子信号，于是我们有了视觉的认识。这些步骤看起来似乎毫不费力，并且百分之百值得信赖，能够为我们提供针对外部世界事物的完全准确的描述。

虽然我们习惯性地认为我们的视觉非常可靠，其实上一段中最后一句话里面错字连篇（原文中的英文单词故意有个别字母写错）。首先，这个过程极其复杂，而且视觉很少为我们提供一个针对这个世界完全准确的展示，也不是百分之百可信。许多人认为大脑视觉系统就像一架照相机，只是采集和处理来自于外部世界的原始数据，其实这种类比主要是描述了眼睛的功能，而且还不是特别的恰当。事实上，我们对外部世界的视觉环境体验是经过大脑全面分析后得出的处理意见，也就是说我们看到的是大脑所认为的外部世界的样子。

我们过去认为，大脑在不同区域处理诸如颜色、质地、动作、深度和形状等信息，大脑中的高层结构对这些特征提供解释，然后我们就突然获得了视觉感知。这和我们在"感觉统合"那章中讨论的步骤非常相似：使用自下而上和自上而下的方法——感觉、路径选择以及认知。不过，如今我们需要对这一想法进行修改。现在我们知道，视觉分析过程开始得相当早，在光线接触到视网膜时便开始了。过去我们认为这个碰撞是一个机械的、自动的过程：一个光子震动视网膜神经细胞，以产生电子信号，最终电子信号来到我们大脑的后方。所有知觉的整体提升随后都在大脑的内部完成。现在，有力的证据表明，这种解释存在着问题，它不仅对这个过程的解释过于简单，而且这样的解释也是完全错误的。

视网膜没有充当被动天线的角色，在向控制中心发送任何信息之前，它快速地对电子模式进行了处理。视网膜深层的专门神经细胞解释投射在视网膜上的光子的模式，然后将这些模式组装成"电影"片断，接下来把这些电影发送给我们的大脑。视网膜，似乎是很多个微型马丁·斯克塞斯（Martin Scorseses）①的集合体，他们制作的这些影片被称为视觉跟踪。视觉跟踪是视觉环境具体特征连贯的抽象表达，不过每个视觉跟踪只是部分视觉环境特征的抽象表达。比如，某个视觉跟踪似乎在传送你可能会称之为《眼睛遇到框架》的电影，它只包括你所经历的视觉环境的轮廓，或边框内容；另一视觉跟踪正在传送另一部电影，你可以给其命名为《眼睛遇到动作》，该电影只处理物体的动作内容（常常是物体在一个特定方向的运动内容）；还有一个视觉跟踪在传送另一部电影，名字是《眼睛遇到阴影》。可能有多达 12 条这样的轨迹

---

① 美国电影导演，2003年因《纽约黑帮》获第75届奥斯卡奖最佳导演提名以及第60届金球奖最佳导演。——译者注

在视网膜内同时运作，向大脑输送着视野内某些具体特征的解释。这个新观点的提出让人感到相当意外，这就像你发现你的电视可以播放故事片的原因，是由于十几个业余独立制片人出没于你家的有线电视电缆内，他们在那里努力工作，制作了你正在看的影片。

意识流

这些电影现在从每只眼睛的视神经涌出，淹没了丘脑，丘脑是位于我们头部中央的蛋形结构，是我们大多数感觉的中央配送中心。如果将这些视觉信息比喻为一条涌动的大河，那么丘脑可以被形容为正在形成中的三角洲。一旦视觉信息的河流离开丘脑，信息沿着越来越多的分支神经流前行。最后，将有数以千计的小型神经支流携带着部分的原始信息到达大脑的后部，这些信息流入位于枕叶内一个庞大复杂的区域——视觉皮层。现在如果把你的手放在后脑勺上，这时你的手掌与大脑中主要负责处理视觉信息的区域只有不到 1/4 英寸的距离，正是这个区域，让你看到了这一页书的内容，也就是说你的手掌现在与你大脑的视觉皮层之间只有 1/4 英寸的距离。

视觉皮层是一大片神经网络，各种神经流流入其特定的地块。这里有数以千计的地块，每个地块的功能也都是特定的。一些地块只对对角线产生反应，而且只对特定的对角线产生反应（比如，一个区域对倾斜 40 度的对角线产生反应，而对倾斜 45 度的对角线不产生反应）。某些地块只处理视觉信号中的颜色信息，其他地块处理轮廓信息，还有一些地块只处理动作信息。

如果负责对动作信息做出反应的地块遭到破坏，将导致非常特别的缺陷：个体将没有能力看到移动物体的实际运动。这可能是非常危险的，我们可以从一个名为格特的瑞士女子身上了解到这一点。从很多方面讲，格特的视力都是正常的，她能够说出出现在她视野内的物体的名字，她能够识别人，不管是熟悉的还是陌生的，她还可以轻松地读报纸。但是，如果让她看一匹正越过田野奔跑的马，或者一辆正沿着高速公路轰鸣奔驰的卡车，问题就来了，她看不到动作；相反，她能看到的是物体一系列静态的不连续的图像，仿佛高速相机连续拍摄的画面一样。她对连续的动作没有流畅的印象，也不能识别物体位置的瞬时变化。也就是说，她看不到任何的动作。格特很害怕过马路，因为她无法计算路上车辆的速度，无法识别车辆往来的方向。实际上，她无法感知汽车在移动，更不用说感知汽车正朝她的方向驶来（尽管她可以随时识别这些令她反感的物体是汽车，还可以识别车牌）。格特甚至说：对她来说，与人面对面交谈与通过电话讲话很相像，她无法看到和她面谈的人不断变化的面部表情。她根本看不到"变化"。

格特的经历表明了视觉处理的模块化特征，但不仅仅在处理动作时会出现这种情况。流入这些区域的信息都要对个别的特征进行处理。如果到这里我们的视觉故事就结束了，那么我们眼中的世界可能就像毕加索的绘画作品那样，充满着零碎的物件、失控的颜色、奇怪的没有边界的过渡。

不过，这些都没有发生，我们眼中的世界没有变成这样，这多亏了接下来发生的一切。当视野处于最分散的状态时，大脑决定对分散的信息进行重新整理。各个支流开始重组、合并、集中它们携带的信息，对比它们的发现，然后将它们的分析结果发送到更高级别的大脑中枢。该中枢从各个渠道收集这些复杂的计算，并在一个更高级的层次将它们合并。随着信息处理的级别越走越高，最终形成了两条信息处理的巨流，其中一条被称为腹侧流（ventral stream），它确认物体是什么以及都有哪些颜色。另一条被称为背侧流（dorsal stream），它负责确认物体在视野中的位置以及物体是否处于运动状态。"联合区"负责信号的整合工作，或者不如说，它们再一次聚集这些割据的电子信号，然后，你就能看到东西了。所以说，视觉过程并不像照相机拍照片那样简单，而是非常复杂和令人费解，超出了任何人的想象。关于为什么在这个过程中会发生这种分散以及再重装，科学界至今还没有一致的意见。

视觉处理过程如此复杂，让整件事情变得更糟。我们普遍相信，我们的视觉卫士能为我们提供忠实的服务，对于我们身边发生的一切，它向我们提供最新的、百分之百准确的描述。我们为什么如此相信呢？这是因为我们的大脑坚持帮助我们形成了我们所感知到的现实。有两个例子能够说明大脑积极参与视觉认知的倾向，一个例子要涉及那些声称看到微型警察的一些人，实际上，这些微型警察根本就不存在；另一个例子与识别骆驼有关。

警察与骆驼

如果我现在告诉你，你一直处于活跃的幻觉状态，你可能会怀疑我是不是酒喝多了，但是，这是真的。就在此刻，当你阅读这段文字的时候，你认知到一些本页书中没有的内容，这意味着你出现幻觉了。我要告诉你，你的大脑真的喜欢编造一些事情，没有百分之百忠实于眼睛所告诉它的一切。

在眼睛里有一个区域，携带视觉信息的视网膜神经细胞在这里聚集，并开始它们通向更深层大脑组织的旅程，这个聚会场所被称为视盘（optic disk），这是一个奇怪的地方，因为没有感光细胞，在这个区域一切都是全盲的，包括你，它被称为盲点。每只眼睛都有一个盲点。你是否见过在你的视野里有两个黑洞一直不消失？你本应该能看到它们的。但是，你的大脑跟你耍了个把戏，随着信号被发送到视觉皮层，大脑检测到漏洞的存在，然后它做了一件非同寻常的事情：它审查盲点四周的视觉信息，进而计算出什么最有可能出现在盲点所在的位置，然后，就像计算机里的画图程序，大脑给盲点填补了内容，这个过程被称为"充盈"，我看不如称它为"伪装"。有些人认为，与其说大脑计算出缺失的内容是什么，不如说大脑只是忽略了视觉信息缺失这一事实。无论哪种方式，你都没有得到关于周围世界的百分之百准确的描述。

大脑竟然拥有如此独立意识的成像系统，但对此我们不应该感到奇怪。证据就将我们昨晚做的梦一样，离奇而逼真。不过，这个被称为邦纳征候群

（Charles Bonnet Syndrome）^①的现象，能对我们大脑成像系统的这一无规矩的行为作出多少的解释呢，数以百万计的人患有这种疾病。不过，他们对此保持沉默。有邦纳征候群征状的人能够看到并不存在的事物，这就像盲点充盈工具出现了可怕的错误。有一些患者，他们抱怨每天都会遇到家居器物突然出现在视野里的现象。还有一些患者，他们形容会有不熟悉的人意外出现在他的晚餐桌旁。神经学家维拉亚努尔·拉马尚德兰（Vilayanur Ramachandran）描述了一位患有此种症状的女患者。该名女患者突然、当然也惊喜地看到两个微型警察押着一个更小的犯人匆匆走向一辆火柴盒大小的面包车。还有一些病人报告看到了天使、穿着大衣的山羊、小丑、罗马战车还有精灵。这种幻象经常出现在晚上，而且通常是良性的。这种现象在老年人中间很普遍，尤其是在那些视路（visual pathway）曾经遭受伤害的人中很普遍。令人惊奇的是，几乎所有经历过这种幻觉的患者都知道，他们所看到的东西实际是不存在的。

这个例子仅仅说明大脑是如何强硬地参与了我们的视觉体验。视觉过程绝不是像一架照相机拍摄照片那样简单，大脑正在积极解构眼睛交给它的信息，对信息进行几次过滤，然后按照它认为它所看到的样子，或者它认为你应该看到的样子重建信息。

然而，至此，这一连串的未解之谜还没有完全结束。我们不仅无所顾及地认知并不存在的事情，而且还遵循一定的规则来构建这些虚假信息。在大脑允许你看到什么的这个过程里，个体以往的经验发挥了重要的作用，另外，大脑的假设也对我们的视知觉有着重要的影响。接下来，我们就来谈谈这个问题。

很久以来，人们一直想知道，为什么人的两只眼睛只产生一个单一的视知觉。如果你的左眼中有一只骆驼，右眼中也有一只骆驼，那么你为什么没有产生两只骆驼的认知呢？让我们来做个实验，来解释一下这个问题。

（1）闭上你的左眼，然后在你的面前伸展左臂；

---

① 在心理正常的人身上发生的一种鲜明而复杂的幻觉。——译者注

（2）竖起左手的食指，指向天空；

（3）保持左臂这个姿势不动，在你的脸前 6 英寸的位置举起你的右臂，竖起右手食指，也指向天空；

（4）保持左眼闭着的状态，将右手食指移动到左手食指左侧的位置；

（5）现在，迅速睁开左眼，合上右眼，重复几次闭眼睁眼动作。

如果你的手指位置摆放正确，在你左眼、右眼分别开合的过程中，你会感到你的右手食指会跳到左手食指的另一侧，然后又跳了回来。当你睁开双眼，右手食指的跳动就停止了。这个小实验结果表明，出现在左眼视网膜上的图像和出现在右眼视网膜上的图像是不同的。这个实验也表明，两只眼睛协同工作才能设法向大脑提供足够的信息，确保大脑看到一个非跳跃的现实画面。

为什么你只能看到一只骆驼？为什么你会看到两个手臂与稳定的、非跳跃的手指？因为大脑篡改了来自两只眼睛的信息，它进行了亿万次的计算，然后为你提供一个它认为的最好的猜测。这只是一个猜测，实际上大脑真的不知道事物在哪；相反，它猜测当前发生事件究竟会是什么样子的种种可能性，然后赌上一把，推测一个最接近的可视图像。你所体会的不是图像，你所经历的就是一场赌局。为什么大脑要这样做？因为它必须解决一个问题：我们生活在一个三维的世界，但是光线以二维的形式投射在我们的视网膜上。如果要准确地描绘世界，大脑必须对这个差别进行处理。将事情弄得更复杂的是，我们两只眼睛分别给大脑提供了两个不同的视野，而且它们将图像颠倒着、反着投射给大脑。为了明白这一切的含义，大脑被迫进行猜测。

大脑根据什么作出或部分作出这些推测的呢？答案令人毛骨悚然：根据你过去对某一事件的经验。大脑在收到的信息中坚决地插入许多假设后（其中一些假设可能是与生俱来的），将它的发现交给你细读。大脑千辛万苦不畏麻烦所做的这一切，都出于一个充满达尔文式良好意愿的重要企图：当屋子里只有一只骆驼的时候，你将只会看到一只骆驼，所有这一切都在瞬间发生，事实上，它现在也正在发生。

如果你认为大脑在视觉方面花费了很多珍贵的思想资源，那你就说对了。事实上，它占用了大约一半的资源。这也为我们解释了，在面对视觉刺激的时候，为什么经验丰富而自信的葡萄酒品酒师也那么迅速地抛弃了他们的味蕾。这正是我们这一章大脑定律的核心内容。

视觉幻象

在感官王国的土地上，很多情况表明视觉不是仁慈的总理，而是独裁的皇帝。以幻肢体验为例，有时接受截肢手术的人感觉得到他们的肢体仍然存在着——即使他们看不见；有时患者感到被截去的肢体被冻结在一个固定位置；有时他们还会感觉到幻肢的疼痛。科学家曾利用幻肢症的幻象来展示视觉对我们其他感官的强大影响力。

一名截肢者（他还能感觉到自己被截去手臂的存在）坐在桌子旁，桌上放着一个盒子，盒子没有盖儿，内部被均匀分成两半。盒子的前面有两个入口，一个为正常手臂准备，另一个为残肢准备。盒子中间的分割物是一面镜子，通过镜子，截肢者可以看到自己正常的手臂和被截肢的手臂。当他望着正常手臂上的手时，他同时看到他的右臂还在而左臂不见了。但是，当他望着镜子里右臂的影像时（在镜子里看起来像另一只手臂），盒子另一边的幻肢突然"醒了过来"。如果他看着镜子移动自己正常的手，他能感受到自己的幻肢也动了。当他停止移动右臂，他不在了的左手臂也"停"了下来。额外的视觉信息开始说服他的大脑相信缺失的肢体奇迹般地重生了。在这里，视觉不仅仅是个独裁者，它还是信心治疗师。视觉主导效应是如此强大，可以用来减轻幻象的疼痛。

我们该怎样衡量视觉的霸主地位

一种方法是看其对记忆和学习的影响，历史上有研究人员在他们的调查研究中考察了两种类型的记忆。第一种：再认记忆，是解释熟悉的一个最好的方式。在看家庭老照片的时候，我们常常运用到再认记忆，如凝视照片的一个老女人，你已经很多年没有见过她了，你不一定记得她的名字，也不记得这张照片了，但你仍然认出来，她是你的姑姑。你可能无法回忆起某些细节，但只要你看到这张照片，你就知道过去见过她。

其他形式的学习都涉及我们非常熟悉的工作记忆，在前面的章节中，我们已经对它进行了详尽的解释。工作记忆是一系列暂时存储缓冲区的集合，它的容量是固定的，保存时间也有限，非常短。视觉短时记忆是专门用于存储视觉信息的一小片缓冲区。我们中的大多数人一次可以在这个缓冲区放入大约 4 件物体的记忆，这里的空间真的很小，而且似乎变得越来越小。最近的研究数据表明，随着物体复杂程度的增加，在此区域保存的物体记忆数量也在下降。此外，证据还表明，物体的数量和复杂性由大脑的不同系统负责处理，这就把整个短时记忆能力的概念都给了视觉。这些局限性使视觉对我们学习的影响更加显著，或者更加令人沮丧，视觉也许是我们学习任何东西的时候可以用到的唯一的最佳工具。

胜过千言万语

一说到记忆，在 100 多年前研究人员就已经知道，图片和文字的记忆遵循着不同的规则。简单地说，输入越可视化，该输入就越有可能被认知，也就易于被回忆起来，这个现象非常普遍，并已经有了自己的专有名称：图优效应（the pictorial superiority effect），或简称为 PSE。

人类的图优效应是非常厉害的。多年前进行的测试显示，被试在看过一些图片的几天后，仍能以至少 90% 的准确率记起其中的 2 500 多张图片，被试在几天前接触这些图片时看每幅图片的时间不超过 10 秒钟。一年后这种准确率仍然达到 63% 左右。在一篇以《还记得迪克和简吗？》（*Remember Dick and Jane*？）为题的论文中提到，图片识别信息甚至在几十年后还能被准确地回忆起来。

研究者还对其他几种交流方式进行了比较。文字表示或口头展示这两种交流方式经常被拿出来与图片方式进行比较，通常的结果是"图片摧毁了它们"，现在仍然如此。文字和口头展示与图片相比，不仅在保存某些类型信息方面效率不高，而且这两种交流方式本身效率就较低。如果一条信息以口头方式提出，72 小时之后进行测试，人们只能记得其中 10% 的内容。如果你在这条信息的口头说明过程中加上一张图片，那么测试的结果将上升到 65%。

文字的低效率已受到特别的关注，与图片相比，效能低的一个原因可能是大脑将单词看成一张张的小图片。研究数据清楚地显示，除非大脑能够分别辨识出每个字母的特征，否则一个单词是不可读的。也就是说，看一页书、读一篇文章的时候，我们大脑看到的不是一个个单词，而是一个个图像，好像在小型艺术博物馆里欣赏复杂的展品，我们要分别识别嵌入在数以百计的字母里的许多特征。如同一个艺术爱好者，我们流连于每一个特征，严格而独立地验证它，然后再转到下一个。这一发现对阅读效率问题有广泛的启示，阅读也存在瓶颈问题。读我的文字让你卡壳了，不是因为我的文字还不够像图片，而是因为我的文字太像图片了。对我们的皮层来说，根本就不存在单词这个东西。

这个现象不一定很明显，我们的大脑就像橡皮泥，有很强的适应性。看了这么多年的书，写了无数的电子邮件，发了亿条的短信，你可能会认为，视觉系统已经被训练得可以直接识别常用词，而无需吃力地进行额外的字母特征识别步骤了。但是事情并不是那样的，无论你有着多么丰富的阅读经验，是一个多么聪明的读者，在看本页书的时候，你还是会停下来，思考每一个文本特征，你会一直这么做下去，直到你不再阅读。

现在说起来，也许有些马后炮了，不过我们应该能预见到文字的这种低效率。在人类的进化历程中，充盈着文字的广告牌以及 Microsoft Word 从来就没有占过主导地位，占主导地位的是树木和猛兽。视觉对我们如此重要，这其中的原因可能就基于一个简单的事实：生活在热带稀树草原上，我们的祖先通过视觉发现威胁所在，通过视觉找到大部分的粮食供应，通过视觉发现生殖机会。

这个倾向十分普遍，当我们阅读的时候，大多数人都会尝试在心里将文字传达给我们的内容进行想象。"文字只是邮票，它将包裹送来等我们打开。"萧伯纳喜欢这么形容文字。现在，有越来越多的脑科学技术支持他的说法。

鼻子挨了一拳

你可以在婴儿身上玩一个有些卑劣的小把戏，它有可能揭示你个性的某些方面。而且，它肯定可以揭示有关视觉处理的一些事情。

将一条丝带绑在孩子的腿上，在丝带的另一端拴上一个铃铛。起初，小孩可能无意识地踢着小腿。不过不久小孩就知道了，如果他动动自己的腿，铃铛就会响。于是，他很高兴并总是踢着绑着丝带的那条腿，铃铛一直在响。现在剪断丝带，铃铛再也不响了，这能让小孩儿停下来吗？不，他还在踢那条腿。铃铛没有响，什么地方出错了？于是他更加卖力地踢腿，还是没有任何声音。他连续做了一系列的快速踢腿动作，仍然没有成功，铃铛没有响。他望着铃铛，甚至是死死盯着它。这种视觉行为告诉我们，他注意到了出现的问题（铃铛不响了，为什么呢）。科学家可以测量我们大脑的注意力状态，甚至可以衡量那些裹着尿布、嘴里含着奶嘴的婴儿的大脑注意力状态，就是因为这种视觉处理的依赖性。

这个故事揭示了有关大脑如何看待世界的一些基本事实。随着婴儿开始了解因果关系，我们可以通过观察他们盯着某些东西看这个动作，确定他们是如何注意到某些事情的。这个盯着看的行为不能被低估。婴儿使用视觉线索来显示他们在关注某些东西，即使没有人教他们这样做。结论是，婴儿一出生就具备了专门用于视觉处理的各种预装软件。

这都是真的。婴儿对反差大的模式表现出明显的偏好，他们似乎理解了某种基本原则：一起动的事物要被视为是同一物体的一部分，如斑马身上的条纹。他们可以将人脸和其他非人类的脸区分开，并且表现出对人脸的明显喜爱。他们也了解了距离和物体大小之间的关系，如果一个物体离他们越来越近，因此该物体看起来也就变得越来越大，不过他们知道这仍然是同一个物体。婴儿甚至可以根据普通的外在特征对视觉对象进行归类，视觉的主导地位在婴儿的小世界就已经开始显现了。

这种主导性甚至在更小的 DNA 世界也显现了。我们的嗅觉和色觉为了争夺进化控制权进行了激烈的战斗，它们都希望人类在周边有什么事情发生的时候，首先向它们请教，最后视觉赢得了胜利。事实上，约 60% 与嗅觉有关的基因在这次神经战争中被永久地损伤了，它们正迅速地迈向老化，老化速度是其他任何基因的 4 倍。出现这种情况的原因很简单：视觉皮层和嗅觉皮层占据了神经资源的大部分。在我们大脑拥挤的零和博弈（zero-sum game）[①]的世界中，有些东西必须放弃。

无论是观察行为、细胞还是基因，我们都能发现视觉对人类的经历来说十分重要。像一个失去控制的超级大国，视觉横扫我们的大脑，大量的生物资源被它消耗。作为回报，我们的视觉系统制作电影，产生幻觉，并与以往掌握的信息协商，然后让我们看到了外面的世界。视觉喜欢让来自其他感官的信息按照它的指令行事，至少对嗅觉来说，似乎已被它接管了。

如果忽视这一强大的力量会有什么后果，特别是假如你是一位家长、一位教育工作者，或者是位企业家？你不必四处寻找，从波尔多的葡萄酒专家那里就可以找到答案了。

---

① 与非零和博弈相对，是博弈论的一个概念，属非合作博弈，指参与博弈的各方，在严格竞争下，一方的收益必然意味着另一方的损失，博弈各方的收益和损失相加总和永远为"零"，双方不存在合作的可能。——译者注

一些想法

是唐老鸭让我选择了现在的这份工作，我没有开玩笑。我甚至记得它是怎样说服我的。那时候我 8 岁，母亲开车带着我们全家去观看一场时长 27 分钟的动画短片，片名为《唐老鸭漫游数学奇境》（ *Donald in Mathmagic Land* ）。通过视觉图像、调皮的幽默感以及一个个令人眼界大开的奇迹，唐老鸭向我介绍了数学，让我对它产生了极大的兴趣。从几何到足球到台球，数学的力与美如此逼真地表现出来。我问妈妈能否让我再看一遍，母亲答应了，动画片的内容令我非常难忘，它最终影响了我的职业选择。现在，我家里就有这部宝贵的动画片，我经常拿出来放给我的孩子们看。《唐老鸭漫游数学奇境》获得 1959 奥斯卡金像奖最佳动画短片奖。我想还应该给它颁发个"年度教师"奖。毫不夸张地说，影片阐明了在将复杂的信息传达给学生的过程中，动态图像具有特殊的力量。也是因为这一灵感，让我有了如下的建议。

教师应该懂得为什么图片能吸引注意力

教育工作者应该知道图片是如何传递信息的。关于图片是如何吸引注意力的，对此我们有坚实的案例可以说明。我们注意颜色，关注方向，注意事物的大小尺寸，并且特别关注事物是不是运动着的。事实上，在我们祖先的出生地，威胁他们生命的事物都处在运动中，大脑逐渐进化出了令人难以置信的复杂网络来检测它。人类大脑中甚至有专门区域负责区分是我们的眼睛在动还是我们周围这个世界在动，这些区域经常关闭眼球运动的识别以支持对周围环境运动的识别。

教师应多多利用计算机动画

动画不仅能捕捉到颜色和方位的重要之处，而且也能捕捉到动作的重点。随着基于网络图形技术的出现，教师只需对这方面的知识作选择性掌握的时代已经过去了。幸运的是，这些基本知识并不难掌握。今天，在各种软件的帮助下，任何人只要知道如何画正方形以及圆形，都可以做出简单的电脑动画，简单的二维图像就足够了。研究表明，如果图画过于复杂，或者过于真实，都可能会干扰信息的传递。

测试图像的力量

尽管对某些教学内容来说，图案的优势效应是公认的事实，但对所有的讲课内容来说，情况并不如此。但这方面的研究数据还很少，有些媒介在交流某些类型信息的时候优于其他媒介。是不是图片在传播概念性的内容，如"自由"、"总额"等，要比其他传播方式，比如叙述式，更胜一筹呢？图片展示语言艺术的效果好，还是其他传播媒介在传播语言艺术方面更有力度？这些问题在现实生活中都会找到答案，不过这需要教师和研究人员的共同努力。

更多地运用图片交流

"文字越少越好，图片越多越棒"，在 1982 年，这句话几乎成了热议的话题。人们讽刺地利用这句话迎接《今日美国》（*USA Today*）的发行，这是一个全新类型的报纸，就如你所知道的那样，它的特色就是更少的文字、更多的照片。一些人预言这种风格不管用。另一些人预测，如果该报成功了，那么这种风格将意味着西方文明的结束，正如喜欢阅读报纸的公众知道的那样。对于后一个预测，现在最终的结果还没有出现，所以不便判断。但是对于前一个预测而言，它遇到了强大而尴尬的裁决。在四年的时间里，《今日美国》在全国各类报纸读者人数排行中位居第二，之后很快跃居第一，现在仍是如此。

怎么回事？首先，我们知道，相对文字而言，图片是一个更有效的信息传递方式。其次，美国的劳动力一贯是超负荷工作的，很少的人做了很多的事，他们的时间很紧张。最后，许多美国人仍在阅读报纸。在过度劳累的美国人忙碌的世界里，更有效的信息传递方式可能是他们首选的媒介。《今日美国》的成功说明，吸引力要足够强大才能说服消费者掏钱购买。图片信息可能对消费者更有吸引力，部分原因是读者无需费力即可获得直观的信息。因为图片方式也是将信息传递给神经元的更有效方法，这有可能促使整个市场营销部门都在认真思考，将图片展示作为他们传递信息的主要方式。

学者们已经测试过了图片对注意力的最初影响。利用红外眼球跟踪技术，研究人员测试了 3 600 名消费者对 1 363 幅印刷广告的反应。结论是什么？图片资料在吸引注意力方面更胜一筹，这不受图片大小的支配。即使图片很小，并和其他大量的非图案信息挤在一起，眼睛还是首先发现了它。很遗憾的是，研究人员在研究中没有检查记忆力。

扔掉你的PowerPoint演示稿

那个叫 PowerPoint 软件现在已经无处不在了，从各家公司的会议室到大学的讲堂再到科学会场。这有什么不好呢？它是以文字为基础的，有六个级别的章节和小标题，所有这些都是文字的。世界各地的专业人士都应该知道，以文字为基础的信息效率令人难以置信的低，而图像信息的效果却是惊人的好。那么，现在他们只需做两件事：

第一：烧掉目前正在用的PowerPoint演示稿。

第二：重新做一个新的。

不过，旧稿还应该保留下来，至少是暂时的保留，这样旧稿就可以作为一个非常有用的对比物。企业家们应该对新版本与旧版本进行比较，看看哪个效率更高。在一个典型的 PowerPoint 业务演示文稿中，每张幻灯片大约包含 40 个字，这意味着我们还有很多工作要做。

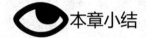本章小结

定律 **10**
视觉是最有力的感官

● 视觉是目前我们最重要的感觉器官，占去大脑50%的资源。

● 我们所看到的，仅仅是大脑告诉我们应该看到的，并不是100%的准确。

● 我们的视觉分析分为许多步骤。视网膜将光子组装成像小电影一样的信息流。视觉皮层处理这些信息流，某些区域记录动作，某些区域记录颜色，等等。最后，我们把这些信息重新整合到一起，于是我们可以看到外部的世界了。

● 图片可以让我们获得最好的学习和记忆，书面或口头信息做不到这一点。

Brain Rules

gender
性别

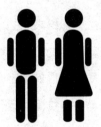

#定律11#
大脑也有性别差异

男人是热狗，女人是母狗。

针对男人、女人进行的一系列实验的结果可以归纳为如上的两句话。

三名研究人员对四组实验对象进行了一次实验研究。首先，研究人员虚拟了一个航空公司助理副总裁的形象。接下来，四组实验对象，每组成员中男女比例相同，被要求对这个虚拟人物的工作业绩进行评价。每一组被试都得到了一份关于这位副总裁工作的简要说明，第一组还获悉副总裁是一名男性这一额外信息。研究人员要求他们对这个副总裁的能力和人缘情况作出评价。第一组被试给出了一个极尽赞美的评价，认为他"非常称职"，"很有人缘"；第二组被试得到的额外信息是副总裁是位女性，结果这位女性副总裁被评价为"很讨人喜欢"，但"不是很称职"。这两组被试获得的关于这位虚拟人物的其他信息都是一样的，唯一的变化是性别不同。

第三组被试被告知，副总裁是一名男性，在公司中处于快速上升的位置；第四组被试获悉，副总裁是一名女性，目前正奔驰在即将被提拔的快车道上。与之前一样，第三组被试评价该名男性副总裁"非常称职""人缘极佳"。这位虚拟的女副总裁也被评为"非常称职"，但第四组被试不认为她"很可爱"。事实上，该组对这位虚拟人物的描述还包括"有敌意的"这样的词汇。正如我所说的，男人是热狗，女人是母狗。

问题的关键在于，在现实世界中性别偏见真的很伤人。当我们冲入大脑和性别备受争议的世界中，将这些社会影响铭记在心是十分重要的。在我们的社会中，对男女之间的关系存在着大量的混淆，甚至对男女之间为什么存在这样的关系也充斥着很多疑问。现在的人们对某些术语也存在着混用现象，模糊了"性别"（sex）和"性"（gender）之间的界线。在本书中，性别（sex）指自然性别，一般指生物学和解剖学意义上的性。性（gender）指社会性别，即你把自己当做什么性别或者社会把你当作什么性别。自然性别是由具体的DNA决定，而社会性别不是。为了解男性与女性大脑之间的差异，让我们先从如何成为男性和女性这个问题开始。

未知因素

我们是如何成为男性或女性的？通往性别分配的过程在性刺激之下热情地开始了。在交配期间，四亿精子在极力寻找一个卵子。这个任务并不那么困难。在人类受精的微观世界，卵子就如同死星 [①] 一般大小，精子的大小就像一架 X 翼战斗机 [②]。用字母 X 来形容这个半数的精子和全部的卵子都携带着的重要染色体再恰当不过了。在生物课上你学过染色体，这些盘旋而上的DNA 带状体塞满了细胞核，这些细胞核包含了你会成为什么样子的必要信息。要有 46 个这样的染色体来完成这项任务，你可以把它们想象为百科全书中的46 卷。其中 23 个染色体来自母亲，23 个来自父亲。这其中有两个是性别染色体，而且这两个中至少有一个是 X 染色体，否则你活不下来。

如果你有两条 X 染色体，那么你的自然性别就是女性，你这辈子只能进女更衣室了；如果你有一条 X 和一条 Y 染色体，那么你的自然性别就是男性，

① 来自电影《星球大战》中大名鼎鼎的虚拟星球"Death Star"。——译者注

② 电影《星球大战》中帝国一方最有名的战斗机，以轻巧、简便著称，在《星球大战》中凡有关帝国的情节都会出现它的身影。——译者注。

性别分配是由男性控制的。可亨利八世就处决了自己的一个妻子，原因是她生不出儿子继承王位，但其实他最应该处决的是他自己。Y 染色体只能由精子提供（卵子不携带 Y 染色体），所以说生男生女由男人决定。

男女社会性别的差异可分为三个方面：遗传的差别，神经解剖学的差别和行为差别。三个差别中的每一个差别都像是茫茫研究海洋中的孤岛，科学家们通常要竭尽毕生精力研究其中的一项差别。社会性别的这三个差异之岛我们都要参观，首先我们从为什么说亨利八世欠安娜·博林（Anne Boleyn）[①]一个大大道歉的分子学开始解释。

Y 染色体一个最令人感兴趣的地方是，不需要它的太多信息就可以制造出男性。启动男性发展程序只需 Y 染色体中部的一个小片段就可以了，这个小片段携带着 SRY 基因。在参观过程中，我们很快发现社会性别的差异之———遗传的差别，也就是我们参观的茫茫研究海洋中的基因岛完全由一个科学家统治，这名科学家叫戴维·佩奇（David Page），是他首先分离出了 SRY 基因。尽管他已经 50 多岁了，但外表看起来也就是 28 岁左右的样子。作为怀特黑德生物医学研究所（Whitehead Institute）的主任和麻省理工学院的教授，他是一个相当聪明、很有魅力并且拥有学术界少有的调皮和幽默感的人。佩奇是世界上第一位分子的性别治疗师，或者，说他是性别经纪人会更好。他发现，只要清除男性胚胎的 SRY 基因，就可以将这个胚胎变为女性胚胎，或者在一个女性胚胎中添加 SRY 基因，就可以令这个胚胎成为一个男性胚胎。（SR 是 "sex reversal" 的简写，意思是性别逆转。）为什么能做到这一点呢？事实可能会令一些人感到十分不安，因为他们相信，从生物学的角度讲，男性就是被塑造成地球主宰者的形象的，但事实是，研究人员发现，哺乳动物胚胎的基本默认设置，都是决定该胚胎会发育成女性的。

在 X 染色和 Y 染色体之间存在着可怕的不平等情况。X 染色体承担了沉

[①] 亨利八世的皇后，伊丽莎白一世的生母，亨利八世以通奸罪将其囚禁伦敦塔，继而处死。——译者注

重的发展任务，而 Y 染色体却以每 100 万年 5 个左右的速度脱去其携带的基因，这相当于慢性自杀，现在 Y 染色体携带的基因数不足 100 个。相比之下，X 染色体携带了约 1 500 个基因，它们都是胚胎建设项目必要的参与者，而且没有显现出任何衰退的迹象。

由于男性只有一个 X 染色体，所以他们需要所获得 X 染色体上的每一个基因。然而，对此女性却有双倍的数额，因为女性有两条 X 染色体。不过，"多"并不一定就意味着好，你可以把它想象成一个糕点食谱，当只需一杯面粉的时候，你加了两杯面粉，那么事情可能会向一个不愉快的方向发生变化。那么女性是如何处理这多出来的一份 X 染色体呢？女性胚胎在这次性别大战中，可能使用了历史最悠久的一件武器来解决两个 X 的问题：无视其中一个 X 的存在。这种染色体的沉默疗法被称为 X 染色体失活。其中的一个染色体被挂上了相当于"请勿打扰"的牌子。由于有两个 X 染色体可供选择，提供的有妈妈也有爸爸，研究人员想知道哪个被优先挂上"请勿打扰"的牌子。

结果却大大出乎意料——不存在优先选择的情况。在一个发育的小女孩胚胎中，有些细胞将"请勿打扰"的标志挂在了妈妈提供的 X 染色体上，它们相邻的细胞又将标志挂在爸爸提供的 X 染色体上。在这一点上，似乎不存在任何理由，它完全是一个随机的事件。这意味着女性胚胎中的细胞是一幅复杂的活性与非活性的妈妈爸爸 X 基因的镶嵌画。由于男性需要 X 染色体上所有 1 500 个基因才能生存，而且他们又只有一个 X 染色体，所以对他们来说悬挂"请勿打扰"的标志是十分愚蠢的，他们也从来没有这么做。X 染色体失活不会出现在男性中间，因为男性必须从妈妈那里获得 X 染色体。从 X 染色体角度来说，毫不夸张地讲，所有的男人都是妈妈的"乖乖男"。女孩的情况完全不同，她们的基因更复杂。这一骇人听闻的消息是我们针对潜在的性别差异获得的第一个真正基于基因的发现。

居住在 X 染色体上的 1 500 个基因，我们现在知道了它们大多数的功能，其中许多基因与我们的大脑功能有关。它们中的许多基因决定着我们如何思考。在 2005 年，科学家完成了人类基因测序，学者发现 X 染色体上相当多的基因能够生成大脑形成所需的蛋白质。它们中的一些基因可能参与建立更高层次的认知功能，从语言能力、社会行为到某些类型的智能，研究人员称 X 染色体为认知"热点"。

这些调查结果代表了学者们对人类社会性别差异之一的基因差别的一个最重要的研究结果，但它并不是唯一重要的研究成果，基因差别也不是性别差异最重要的内容。

越大越好吗

基因的目的是创造分子，这些分子调解它们所在的细胞的功能。这些细胞的集合体创造了大脑的神经解剖学特征（神经解剖学又决定了我们的行为）。离开基因岛，我们的下一站是细胞岛，科学家在这里探索大脑中一些"大型构筑物"，学者的这一研究我们可以称之为神经解剖学。在这里，研究的真正诀窍在于找到大脑中那些不受性别染色体剂量所影响的结构。

研究性别这一差别的学者（我也许应该指出，从事这一研究的科学家有男有女）发现男人、女人的额叶皮层和前额叶皮层之间存在差异，大脑的这些区域控制我们大部分的决策能力。女性某些区域的皮层要比男性的厚。脑边缘系统控制着我们的情感生活，调节某些类型的学习，在脑边缘系统中也存在一些基于性别的差别。突出的差别位于杏仁核，杏仁核不仅控制情绪的产生，而且控制着记住这些情绪的能力。与现在的社会偏见背道而驰的是，男性大脑中的这片区域要比女性大脑中的大许多。研究发现，即使处于休息状态下，杏仁核的"工作状态"在两性大脑里也有所不同。在女性大脑中，流向左侧杏仁核的血流量与大脑其他部位的血流量涨落同步，右侧杏仁核则没有这种现象；而在男性大脑中，血流量随其他部位一同涨落的是右侧杏仁核。脑细胞通过生化物质交流，这些也没能逃出性别差异。五羟色胺的调节特别引人注目，它是调节情绪和心情的关键物质（百忧解通过改变这种神经递质的调节起作用）。男性合成五羟色胺的速度要比女性快 52%。这些物性差异很重要吗？在动物界，结构的大小被认为与生存密切相关，体形越大生存的概率也就越大。乍一看，人类似乎也遵循这样的模式。我们已经注意到，在小提琴手的大脑中，用于控制其左手的区域要比控制其右手的区域大。不过，神经系统科学家对结构与功能的关系至今还存在着极大的争议。我们现在还不知道，神经递质分布的差异以及大脑区域大小的差异是不是有着实质性的意义。

这些未知并没有阻止脑科学家探索的脚步，他们还在继续探索人类行为的差异问题，当然，这些未解之谜也不能阻挡我们前进的步伐。系好你的安全带、穿戴好凯夫拉（Kevlar）[①]，因为我们就要在此次想象之旅的下一站——最最吵闹、最最活跃的岛屿：行为岛着陆了。

性别的战争

区分性别特殊行为的做法长期以来一直麻烦不断，甚至那些拥有我们这个时代最棒头脑的机构也不能幸免。拉里·萨默斯（Larry Summers）[②]是哈佛大学的校长，在一次会议上，他将女学生的数学、科学成绩差归因于行为遗传学，这样的评论让他丢了工作。和他有相同看法的人还真不少，而且个个智力非凡。接下来让我们看看几位人士的说辞：

"女性就是一个无能的男性，因为她们本性寒冷所以无法产生精液。

因此，我们应该把女性的状态看作是一种畸形状态，尽管它出现在自然发生的正常进程中。"

---

① 商标名，是自人造有机纤维被开发以来最重要的品种之一。具有卓越的抗弹性能，被广泛用在那些需要高强度而低重量的地方。——译者注

② 拉里·萨默斯在学校的一次会议上讲，女生做科研的能力天生不如男生，一个女教授当场离开会场以示抗议，后来这件事更是上了电视，闹得沸沸扬扬，其影响远远超出了校园。——译者注

——亚里士多德

"女孩学会说话、走路都要比男孩早，这是因为杂草总是比庄稼长得快。"

——马丁·路德（Martin Luther）[1]

"如果他们能把一个男人送上月球……为什么他们不把所有的男人都
送到那里去呢？"

——吉尔（1985年，出现在浴室墙壁上面的涂鸦之作，对路德言论的回应）

于是性别之间的这场令人厌倦的战争仍在继续着。亚里士多德和吉尔之
间相差将近2 400多年的历史时空，然而在这么长的时间里，我们几乎一动没
动，没有一点进步。现在，一些学者援引金星和火星[2]的比喻，旨在将这种认
知到的差异扩大成为解决性别关系问题的处方。

大部分的进步，我想，都源于统计数字。

男人和女人思考问题的方式之间可能存在着很大的不同，但是当人们一
听到量化的差别，往往就认为科学家们正在谈论的就是个体情况，就像在谈
论他们自己。实际上，当科学家在探寻行为取向时，他们观察的不是个体
对象，而是整个人群。这些研究的统计数字绝不能用在某个个体身上。学者
可能发现了性别的某些行为取向，但在一个人口范围内这些取向也有变化，
往往在性别之间表现出显著的重叠。诚然，神经学家弗洛·哈兹尔廷（Flo
Haseltine）在每一次使用fMRI仪器观察人脑时，由于观察对象的性别不同，
仪器显示大脑被激活的区域也不同。不过，这与你的某一个行为是如何联系
在一起的，完全不是一回事。

第一批启示

我们从一些脑病状那里了解了行为差异的生物根源。在总人口中，精神
发育迟滞在男性中较常见，而在女性人口中则不然。大部分这类疾病都是由

---

① 16世纪欧洲宗教改革倡导者，新教路德宗创始人。——译者注
② 美国心理学博士约翰·格瑞（John Gray）系列畅销书《男人来自火星，女人来自金星》用火
星人和金星人比喻两种性别。——译者注

于 X 染色体中 24 个基因中的任何一个突变引起的。如你所知，男性没有备用的 X 染色体，如果他们的 X 染色体受损，那么他们将不得不忍受这一损坏带来的后果。但是，如果一名女性的 X 染色体受损，她完全可以忽视这个后果的存在。这是迄今我们掌握的关于 X 染色体与脑功能有关、继而与大脑行为有关的最有力的证据。

心理健康专业人士多年前就已经知道，精神疾病的种类和严重程度在不同性别之间存在差异。比如，男性与女性相比，更容易受到精神分裂症的严重折磨；而女性与男性相比，更有可能罹患抑郁症，比例超过了 2∶1，这个数字从男女青春期到接下来的 50 年这段时间一直保持稳定。男性表现出更多的反社会行为，女性更容易焦虑。大多数酗酒和吸毒成瘾者都是男性，而大部分厌食症患者都是女性。来自国立精神健康研究所的托马斯·因塞尔（Thomas Insel）说："找到一个能比性别更能预测某些（精神）疾病的单一因素是相当困难的。"

然而，性别也能预测男女的正常行为取向吗？目前学者对社会性别三个差异的研究，彼此之间还很少有联系，不过，有学者正试图找出性别的三个差异之间的关联之处，那么就让我们谈谈这些联系吧。

创伤情境的处理

这是一个悲惨的画面：一个小男孩儿在和父母一起散步的途中被汽车撞倒。如果你看到这个画面，你将永远不会忘记。但是，如果你可以忘记，那又会怎样呢？大脑中的杏仁核不仅控制情绪的产生，而且控制着记住这些情绪的能力。假设世上有一种仙丹可以暂时地抑制它，那会怎样呢？这种仙丹确实存在，而且学者利用这种药证明男人和女人处理情绪的方式不同。

你可能听过左脑对右脑这个说法吧，那么你也可能听说过直觉人格与理性人格的说法。不过那就是个民间传说，不足为信，按照它的说法，就相当于说，豪华游轮的左侧负责维持船在海上漂浮，右侧负责让船在水面移动一样。

在这个过程中船的两侧都参与了，也就是说大脑的两侧同时参与了人类大脑的某些活动。但这并不意味着两个半球的作用是完全对等的。大脑的右侧往往记住经历的要点，而左脑倾向于记住细节。

研究员拉瑞·卡希尔（Larry Cahill）研究了急性应激下男性和女性大脑的反应（他放恐怖片给他们看），他发现：男性通过激活大脑右半球的杏仁核处理这段经历，他们左侧的杏仁核保持相对的沉默。女性处理这段经历的方式正好相反，她们通过激活左侧的杏仁核进行处理，而右侧的杏仁核则保持沉默。如果男性激活了右半球，这是不是意味着相对于细节来说，男性对压力引起的某一情感体验，记住了更多的要点呢？是不是相对于要点而言，女性对压力引起的某一情感体验，记住了更多的细节呢？卡希尔决定找出问题的答案。

我们前面提到的可以让人忘却的仙丹，就是一种被称为心得安（propranolol）的药物，通常被用来调节血压。作为一种β-受体阻滞剂，它也抑制人体内某些生化物质的形成，而这些生化物质通常会在情绪体验中激活杏仁核。研究人员目前正对这种药物进行研究，希望将其作为一种潜在方式治疗士兵中出现的相关疾病。

但是，卡希尔在给被试放映恐怖电影前，就给他们服用了这种药物。一个星期后，他测试了被试对恐怖电影的记忆程度。果然，服用药物的男性被试与那些未服用药物的男性被试相比，失去了回忆起故事要点的能力。服用药物的女性被试失去了回忆起故事细节的能力。但必须注意的是，不要误读这些数据。这些实验结果只是清楚地界定了在压力情况下，男女会出现的一些情绪反应，对性别差异的细节内容，这些数据还不能提供客观的说明。

在卡希尔之后，世界各地的学者也进行了类似的实验并得出相似的结论。一些实验拓展了卡希尔的研究，实验发现女性与男性相比，她们能更快、更强烈地回忆起个人所经历的生活事件。女性经常生动地回忆起一些情绪色彩的事件，如最近的一次争论、第一次约会或一次度假等。其他的研究表明，在压力之下，妇女倾向于把重点放在培育后代上面，而男性往往选择逃避。在女性身上出现的这种倾向被称为"趋向和表现友好的反应"（tend and befriend）。起因目前还不明确，通过斯蒂芬·杰·古尔德（Stephen Jay Gould）之口，我们可以将学者对此问题还不了解的原因归纳为："在逻辑上、数学上、科学上都不可能将它们分开。"

古尔德的这句话让我想起了我的两个儿子打架时的情景，真是很难将他俩分开，不过古尔德实际上谈及了古老的遗传与环境的争论。

语言交流

行为心理学家黛柏拉·泰南（Deborah Tannen）在这一领域做了一些令人瞩目的工作，她研究了在语言能力方面存在的性别差异。在过去30年里，泰南以及其他学者的研究结果可以被归纳为如下一句话："女性在语言方面更具优势。"由于学者所获得的大多数实验数据都来源于那些不寻常的个体，其中也包括一些脑疾病患者，因此对实验的细节目前还存在着争议。不过我们早已知道，语言和阅读障碍发生在小男孩身上的概率大约是小女孩的两倍。与男性相比，女性能更好地从中风引起的语言障碍中恢复过来。许多研究人员怀疑像这样的风险差别暗示着男女的正常认知也存在着根本的差别。他们通常用神经解剖学数据来解释这些差异：女性在说话或处理语言信息时往往同时使用大脑的两个半球。而男性主要使用一个半球。通常女性大脑左右半球之间有厚厚的神经纤维联系，而男性的联系则较稀薄。这就好像女性还有一个备份系统，而男性没有。

那些首先由教育工作者注意到的一些发现，现在可以从这些临床数据中找到支持。通过学校教育后，女孩的语言能力似乎比男孩的更高级了。她们在非文字记忆任务、语言流畅性作业，语言清晰度方面更具优势。当这些小女孩长大后，她们仍然擅长处理语言信息。尽管这些数据看起来很真实（似乎说明了性别与某些能力的关系），但它们中没有一项能与社会背景脱离开，这就是为什么古尔德的评论这么有帮助的原因所在。

泰南花了很长一段时间观察并拍摄小女孩之间以及小男孩之间是如何交流的。她最初的想法是找出不同年龄段的男孩和女孩如何与他们的密友交谈，另外，看看是否能找出某种模式，如果可以找到，她想知道这些模式是否稳定。在童年时检测到的模式到了大学时代还会出现吗？她最终发现的模式具有可预测性，并且很稳定，与年龄、地域无关。我们成年时已发展成型的谈话风格直接源于我们在儿童时代就已经固化的同性之间的影响。泰南的发现集中在三个方面：

巩固关系

当几个关系要好的小女孩在一起交流的时候，她们身体彼此靠近，并保持目光的接触，她们之间会说很多的话，利用其复杂的语言技能巩固彼此之间的关系。而男孩们从来不这么做。他们很少彼此直接面对面，他们更愿意彼此的身体保持平行或有一定的倾斜角度。他们很少做眼神的交流，经常是将目光锁定在房间里的其他物体上。他们不使用语言信息来巩固彼此之间的关系，相反，在一起打打闹闹，似乎是小男孩社会经济的中央货币，经常在一起做些体力活动密切了男孩们之间的关系。

我的儿子乔西和诺亚，自儿时起就一直在玩一种胜人一筹的游戏。这种游戏的道具有很多种，找一个皮球看谁比谁扔得高就是这种游戏的一个典型玩法。在游戏中，乔西会说"我可以把球扔到天花板那么高"，并且立刻这么做了。然后，两人大笑起来。诺亚抓住球回应说："哦，是吗？我可以把它扔到天空那么高。"并用力将球扔得更高。这一来一去的比赛在笑声中继续进行下去，直到他们要把球扔到"银河"或者"上帝"那里去。

泰南在各地的男孩儿中间观察到了这种风格，但在小女孩儿中间没有发现这种风格。女孩之间的版本大致是这样的，一个女孩说"我能拿着这个球，并把它扔到天花板上去"，她也立刻这么做了，她和同伴都笑了。另一个女孩抓住球，并把球扔向天花板说道："我也能！"然后，她们开始谈论：两个人竟然能把球扔到同一高度,这是多么棒的一件事情。这种风格一直持续到成年。

泰南的数据很不幸被误解为"男孩喜欢竞争,女孩喜欢合作"。不过,就像这个例子所表现出来的那样,男孩之间表现出积极的合作精神。他们只是通过竞争的方式,利用自己最喜爱的身体活动策略,进行彼此之间的合作。

商议地位问题

到了小学,男孩儿们终于开始使用他们的语言技能来做一些事情了:商议在一大群男生中各自的地位。泰南发现,在一个群体中,地位高的男性向其他成员发号施令,使用言语甚至暴力欺负地位低的男孩子。"领导者"不仅通过发号施令还通过确保自己发布的命令得到执行来维护其领导地位。其他强有力的成员试图挑战他们的地位,于是处在顶端的小伙子们立刻学习如何规避挑战。他们也常常通过语言来做到这一点。结果就是,等级在男孩儿中间十分明显,并且严格。地位低的男性的生活往往是非常悲惨的。由于独立行为是地位高的人所拥有的控制权的一个特征,往往备受珍视。

在她观察的小女孩中间,泰南发现了与男孩完全不同的一些行为。女孩中间既有地位高的女性也有地位低的女性,这与男孩们一样。但是,女孩用明显不同的策略来获得并维护她们之间的等级。大多数的时间女孩们都在讲话,这种沟通方式非常重要,因为谈话的种类决定了彼此关系的情况。你把自己的秘密说给谁听,就决定了谁是你"最好的朋友",也就是说你们俩人的关系状况是亲密的。彼此透露的秘密越多,女孩就越有可能把彼此视为最亲密的朋友。在这种关系情况下,女孩往往不会去强调她们之间的地位。女孩们往往不会利用她们高级的语言能力,自上而下地发布命令。如果其中一个女孩尝试发布命令,这种作风通常遭到同伴们的拒绝:这名女孩会被其他人贴上"霸道"的标签,被孤立起来。决定不是通过由某人发布命令的方式确定下来的,在女孩中间,团体里的各个成员提出自己的建议,然后大家一起讨论,最后,达成一致的意见。

男女之间的差异可以由他们说的一句话来形容，男孩们可能会说："这样做。"女孩们会说："让我们这样做吧。"

进入成年之后

泰南发现，随着时间的推移，使用语言的方式日益得到加强，刺激了男女两个群体不同的社会敏感性。发布命令的男孩就是领导者；发布命令的女孩就是飞扬跋扈的人。到了上大学的年龄，这种风格的大部分特征都已经根深蒂固了。而这时候，问题也越来越明显，出现在工作中和婚姻中。

一个20岁左右的新娘正和自己的女朋友艾米莉驾车出游。她觉得口渴了，于是问朋友："艾米莉，你渴吗？"对这种语言协商，她们已经很有经验，艾米莉知道她的朋友想要什么。于是她答道："不知道。你渴了？"随后两个人进行了一次小讨论，看彼此是不是都口渴极了，需要停车去买水。

几天后，这名新娘和她的丈夫一起驾车外出，她问丈夫："你渴吗？""不，我不渴。"他答道。那天，他们真的争吵起来。新娘很生气，因为她想停车去喝水；丈夫也很生气，因为她没有开门见山直接说出她的想法。这种类型的冲突，随着他们婚龄的增加会越来越多。

这种情况在工作场所也经常发生。行事作风带有"男性"领导者风格的女性很可能被视为专横的人，而这样的男性却被视为有魄力。泰南的伟大贡献在于，她的发现表明，这些陈旧观念在我们社会发展的过程中很早就已经形成了，也许是在男女不对称的言语发展的协助下形成的。这些陈旧观念超越了地域、年龄甚至时间的界限。主修英国文学的泰南在古人几百年前的手稿里发现了这种倾向。

遗传还是环境

泰南的调查结果是统计模式的，她发现，有许多因素影响到我们的语言模式。地域背景、个性、职业、社会地位、年龄、种族甚至出生次序，这些都将影响我们如何使用语言与我们的社会生态环境协商。男孩和女孩从出生的那一刻起，就受到社会的区别对待，他们也往往都是在充满了根深蒂固偏见的社会环境中被抚养长大的。如果我们能够设法超越经历，并以平等的方式行事，那将是个奇迹。

鉴于文化对行为的影响，以纯粹的生物学解释来理解泰南的观察就过于简单化了。而且，考虑到脑生物学对行为也存在巨大的影响，以一个纯粹的社会解释来理解也过于简单。关于遗传还是环境这个问题的真正答案是"我们还不知道"，这可能让听到这个答案的人感到沮丧。性别差异的三个孤岛，散落在茫茫的研究海洋之中，每个人都想在这些孤岛之间搭建桥梁，将它们彼此连接起来，卡希尔、泰南还有无数的其他学者，他们正尽最大努力为我们提供搭建桥梁所需的木板和铁钉。不过，这和说连接已经存在，还不是一回事。在本来不存在关系的情况下，坚持相信基因、细胞、行为之间存在的强大联系不仅是错误的而且是危险的，这个只要问问萨默斯就可以知道了。

一些想法

我们如何将学者的这些研究结果应用到我们的现实世界中去呢？

直接从情绪中获取某些事实

处理男女的情感生活是教师和企业家工作的一个重要内容，他们需要知道：

（1）情感是有益的，它能使大脑注意力集中。

（2）男人和女人处理某些情感的方式是不同的。

（3）男女之间存在的这种差异是遗传与环境之间复杂相互作用的结果。

尝试在教室中安排不同的性别配置方式

我儿子三年级时的班主任老师发现，随着孩子们年龄的增长，一种趋势变得越来越明显，那就是女孩们擅长语言艺术，男孩们在数学和科学方面遥遥领先。这群孩子才刚刚小学三年级！语言技能的差别让老师明白了一些事情。但是她知道，关于男性的数学和科学能力高于女性的论点还缺乏统计支持。天知道，为什么她竟然也有这种刻板印象？

老师猜想，这可能与学生在上课过程中的社会参与有关。当老师在课堂上向全班同学提出一个问题时，谁第一个回答这个问题可能变得令人难以置信的重要。在语言艺术课上，女孩们总是第一个回答问题的人，其他女孩以"我也是"的本能对参与作出反应，而男孩们的反应是有等级的。对于语言问题女孩们通常知道答案，而男孩们通常不知道答案，而且男性通常以逃避的方式作出反应，学习的差距出现了。在数学和科学课上，男孩和女孩都有可能是第一个回答问题的人。不过在参与的过程中，男孩用他们熟悉的"高高在上"的对话风格，试图建立一个知识能力的等级结构。这就包括击败所有不在顶端的人，其中包括女孩。女孩们不知所措地退出了对这个学科的参与。于是，又一个学习的差距出现了。

老师把女孩子们召集到一起，来核实她的看法。接着，她和女孩们协商应该如何处理这个问题。女孩们决定，她们不想继续和男孩们在一起学习数学、科学科目了。以前大力提倡男女混班，老师对女孩们的决定存在质疑。然而，如果女孩从三年级开始就在数学和科学科目的战斗中失利，老师推测，她们今后也不大可能在数学和科学方面崭露头角了。于是老师妥协了，她只用了两个星期，这个学习上的差距就缩小了。

这名老师的实验结果是否可以在全世界各地的教室里运用呢？其实，这个实验还不能算作是一个问题的答案，它只能算作一个注释。这不是通过在一个学年一间教室进行测试就可以取得胜利的一场战役。这场战役可能要在很长的一段时间里，在各行各业的数以百计的教室里、数以千计的学生身上进行。

工作场所运用性别团队

有一天，我在圣路易斯的波音公司领导力中心与一群正在接受培训的高管们谈到了性别问题。在向他们介绍了拉里·卡希尔发现的记忆要点和细节的数据后，我说："有时候，无论是在家庭还是工作场所，女性往往被指责比男性更加情绪化。我认为，女性可能并不比任何人情绪化。"我进一步解释道，由于女性通过更多的数据点（这就是细节），以更高的清晰度认知她们的情感风景，女性可能获取了能够让她们作出反应的更多的信息。如果男性也通过同样多的数据点认知世界，他们也可能作出同样的反应。坐在房间后面的两名女性开始轻声哭泣。讲座结束后，担心自己可能得罪了她们，我忙着问她们哭泣的原因。她们说的话让我惊叹。"这是我职业生涯中，第一次不必因为我是谁而感到抱歉。"其中一人说。

她们的话让我思考。在人类的进化史中，因为一个可以同时理解某一特定应激环境的要点和细节团队的存在，我们征服了世界。为什么现在的企业界要放弃这种优势呢？拥有一个可同时理解某个压力情境（比如公司合并）的情感要点和细节的管理团队或工作群体，就像拥有了商业领域的一对佳偶，它甚至会影响公司的盈利水平。

现在，公司经常通过情景模拟进行管理训练。他们可以组织一个男女搭配小组和一个由同性别队员组成（要么都是男性，要么都是女性）的工作小组，然后让两个小组分别完成同一类型的工作。这时，另外组织两个和前面讲到的小组相同的工作小组。在他们开始工作前，告诉他们基于性别存在的某些差异。那么，对于此次实验，你有可能获得四个潜在的结果。性别混合队会做得比单一性别队好吗？受过性别差异培训的工作小组成绩会优于未受过培训的工作小组吗？这些数据在比如说 6 个月的时间里会维持稳定吗？你会发现，做到了要点／细节平衡的管理团队生产率最高。至少，这意味着男性和女性都有权利坐在决策桌前。

我们本应该对性别差异给予重视和歌颂，而不是一味地忽视和边缘化这些差别。如果能够早些做到这一点，那么现在的科学和工程领域就会有更多的女性身影了，就有可能打破限制女性升迁的玻璃天花板（glass ceiling）[①]，并且为公司节约一大笔钱。真见鬼，那样甚至可能会挽救那位哈佛大学校长的饭碗。

① 通常专指女性所遭遇的在工作中升级时遇到的一种无形的障碍，使人不能到达较高阶层。——译者注

本章小结

定律 11
大脑也有性别差异

● 男性拥有一条X染色体，女性拥有两条——一条是作为备份用的，X染色体是认知的"热点"，它携带了与大脑构造有关的众多基因。

● 女性的基因更为复杂，因为其细胞内活跃的X染色体是妈妈和爸爸的混合。而男性的X染色体都来自妈妈，并且他们的Y染色体携带的基因少于100个，而X染色体携带有1 500个基因。

● 男女大脑在结构上和生化上都是不同的，例如，男性的杏仁核大，合成五羟色胺的速度快，但我们不知道，这些差别是否具有重要意义。

● 对急性应激男性和女性的反应不同：女性激活左半球的杏仁核，并记住情绪的细节；男性激活右半球的杏仁核，并记住要旨。

Brain Rules

exploration
探索

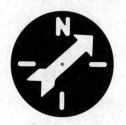

#定律**12**#
我们是天生的探险家

我亲爱的儿子乔西在两岁时被蜜蜂狠狠地叮了一下，不过，那次被蜜蜂蜇是他自找的。

那是一个温暖、晴朗的午后。我们在玩"指向游戏"，这是一个简单的活动身体的小游戏，玩法就是，他无论指什么东西，我都要转过头去看。那天我们玩得很开心。大人们早就告诉过乔西不要碰蜜蜂，因为它们会蜇人，每当他接近蜜蜂的时候，我们都会使用"危险"一词提醒他。那天，在一片三叶草上，他发现了一只大大的、毛茸茸、"嗡嗡"叫着的大蜜蜂。当他伸手去摸的时候，我平静地说"危险"。听了我的话，他乖乖地把手缩了回来，然后把手指向远处的灌木丛，继续着我们的游戏。

根据他手的指向，我转头望向灌木丛，突然间，我听到了高达110分贝、刺耳的尖叫声。在我转头去看灌木丛的时候，乔西伸手摸了那只蜜蜂，当然蜜蜂立刻狠狠地刺了他一下。乔西利用指向游戏作幌子转移了我的注意力，我被一个两岁的小孩子骗了。

"危险！"当我把他抱在怀里的时候，他抽泣着对我说。

"危险！"我悲伤地重复着，抱紧了他，起身去找一些冰块帮他冷敷。我很好奇，10年之后，他的青春期会是个什么样子。

这一事件向爸爸宣布，孩子进入了恼人的两岁期。这对我和小家伙来说都是一个考验。不过，这也让我很快乐。孩子用来分散他爸爸注意力的智力，与他日后长大成人用来探索遥远恒星的组成或研究未来替代能源的智力是相同的。我们是天生的探险家，即使这种习惯有时让我们受伤，但是探索的渴望如此强烈，它有能力把我们转变为终生学习者。你可以在我们最年轻的公民身上（通常是在他们看起来最糟糕的叛逆时刻），清楚地看到这种探险行为。

打爆一切

通过研究婴儿，研究人员清楚地了解到，在未受到各种经验的干扰下，人类是如何自然地获取信息的。婴儿的头脑就如计算机一样，预装了大量的信息处理软件，它们用奇怪的、特殊的策略获取信息，其中许多策略一直保持到成年。在某种程度上，了解人类在这个年纪是如何学习的就意味着能够了解人类在其他年龄段是如何学习的。

有关儿童的大脑问题我们并不是一直都这么认为的。如果你在 40 年前对研究人员讲有关大脑预设网路的说法，他们的反应可能是愤愤不平："你是什么意思？"或者干脆不礼貌地对你说："滚出我的实验室！"这是因为几十年来研究人员一直认为婴儿是一张干净的写字板，是一张白板。他们认为，婴儿所知道的一切都是通过与周围环境的相互作用而获得的，主要从大人那里获得。这种见解无疑是过度劳累、没有养过孩子的科学家们推导出来的。我们现在有了更好的理解，对婴儿认知世界的了解取得了长足的进展。事实上，研究界现在期待通过观察婴儿来理解人类（当然包括大人）是如何思考的。

让我们打开婴儿心灵的"引擎盖"，看看下面的发动机是如何驱动思维过程和动力燃料来保持智力运转的。

这种动力燃料就是明确的、高能量的、对未知世界难以抑制的探索欲望。婴儿一出生，就有了了解周围世界的强烈渴望和无尽的好奇心，驱使他们积极探索周围的世界。这种对解释的渴望已经真切地印在了他们的经历里，一些科学家将其称为驱力（drive）[①]，比如饥饿、干渴和性都是驱力。

婴儿似乎被物体的物理特性所迷倒。年龄小于 1 岁的婴儿用他所有的感官武器系统地分析每一个物体。他们用手摸它，用脚踢它，试图把它撕开，把它贴在耳朵上，塞进嘴巴里，把它交给你，这样你也可以将物体塞进嘴里了。他们似乎一心一意地收集着物体的相关信息。宝宝们有条不紊地在这个物体上做着各种实验，想知道自己还能做些什么。在我们家里，这通常意味着又有东西要被打破了。

孩子们的这些面向对象的研究项目日益复杂。在一个著名的实验中，实验者给了婴儿一个耙子和一个玩具，不过这两样东西隔着很远的距离摆放。婴儿很快就学会了使用耙子去钩玩具。正如每位家长所知，这还不能完全算作是一个突破性的发现。接下来，研究人员观察到一件惊人的事情。经过几番成功的尝试后，婴儿对玩具失去了兴趣，但是他们对实验没有失去兴趣。他们会拿起玩具，把它移动到别的地方，然后用耙子去"抓"它。他们甚至把玩具放到遥不可及的地方，然后看应该怎样用耙子才能够到玩具。玩具似乎对他们来说一点都不重要。重要的是，耙子可以把玩具移向自己身体这样一个事实。他们好奇的是实验物体之间的关系，特别是一个物体如何影响另一个物体。

像这样的假设检验是婴儿收集信息的方式。他们使用了一系列的自我逐渐纠正的想法来弄明白世界是如何运转的。就像一个科学家那样，他们积极地测试周围的环境：做一种感官的观察，对发生的事情形成一个假说，设计可以测试假说的实验，然后从中得出结论。

---

① 心理学概念，要求立即满足的紧迫的基本需要。——译者注

舌头测验

1979 年，安德鲁·梅尔索夫（Andrew Meltzoff）通过一个实验震撼了婴儿心理学界。实验中，他朝一个新生儿伸出了自己的舌头，然后耐心地等待婴儿的反应。他的发现让他自己感到震惊。小婴儿冲着梅尔索夫伸出了自己的小舌头！他在一个出生仅 42 分钟的婴儿身上，可靠地观察到了这种模仿行为。这个孩子以前从未见过舌头，包括梅尔索夫的舌头和她自己的舌头，但孩子知道她自己有舌头，知道梅尔索夫也有舌头，并且不知怎地知道了镜像观念。此外，婴儿知道，如果她以一定顺序刺激一系列神经，她就可以伸出自己的舌头了（这些与先前学者们坚持的白板观念绝对不相符）。

我在儿子诺亚身上也尝试了这个实验。通过互相向对方伸出舌头，我们开始了一生的亲密关系。在他出生的 30 分钟时间里，我们就开始了第一次的模仿会话。到他长到一周大小的时候，我们的这种对话方式已经完全确立起来了：每一次我到他的婴儿房，我们都通过伸舌头迎接对方。就他而言，他已经完全适应这样的交流方式，而对我而言，这是纯粹的快乐。不过，每次我走进他视野范围的时候，如果我没有最先伸出舌头，他也不会伸出舌头。

三个月后，一次从医学院演讲结束后，我的妻子开车来接我，诺亚也被带了过来，那时我还在回答着听众的提问。我一边抱起诺亚将他紧紧贴在胸前，一边回答着提问。我用余光注意到，诺亚期待地注视着我，大约每五秒钟就轻轻动下他的舌头。我笑了，在回答问题的过程中，向诺亚伸了伸舌头。立刻，他尖叫起来，并尽情地伸着他的舌头，大约每半秒钟就伸出来一次。我完全知道他在做什么。诺亚作了观察（爸爸和我彼此向对方伸舌头），形成了一个假设（我敢打赌，如果我向爸爸伸舌头，他也会向我伸舌头），策划并进行了他的实验（我要向爸爸伸舌头），接下来评价自己研究所得出的结果，之后欣喜地改变了自己的行为（更频繁地伸舌头）。没有人教诺亚或其他婴儿如何做到这一点。这是一个相伴终生的策略。你今天早上找不到眼镜的时候，就可能用到了这个策略，你推测眼睛可能在洗衣房，然后下楼去找。从脑科学的角度看，我们还没有找到一个更好的比喻，来描述你是如何知道要这么做的。（科学上对此还没有解释）这些都是无意识的，当你在烘干机上找到你的眼镜时，你可能一点都不知道，你正看到的是一次成功实验的结果。

诺亚的故事只是一个例子，它说明了婴儿如何使用预设的信息收集策略，去获取他们在出生时还掌握不了的知识。我们在下面消失的杯子和耍脾气的故事中还能看到这一点。

小艾米莉 18 个月大了，在此之前她一直认为，如果一个物体藏起来看不到了，那么这个物体就消失了。她还不知道"物体恒存性"这个概念。不过这一切即将改变。艾米莉一直在玩一块毛巾和一只杯子，她用毛巾将杯子盖上，然后停了几秒钟，脸上露出关切的神情。接下来，她将毛巾从杯子上慢慢地拉下来。杯子还在！她瞪了杯子一会儿，然后迅速拿毛巾将它盖住。30 秒之后，她的手试探着伸向毛巾，重复着上面的实验，她慢慢地将毛巾移开。杯子还在！她高兴地尖叫起来。她的动作越来越快，一次又一次地将杯子用毛巾盖上然后再移开毛巾，每次都高兴得大笑。艾米莉渐渐理解，杯子具有物体恒存性：即使将它从眼前拿开，自己看不到了，它也没有消失。在差不多半个多小时的时间里她一直在重复着这个实验。如果你有同 18 个月大的小孩相处的经验，你就会知道，让他们在任何事情上专注 30 分钟，那简直就是个奇迹。然而，奇迹发生了，发生在世界各地的这个年龄段的孩子身上。

虽然这听起来像是躲猫猫游戏（peek-a-boo）[①]，不过它实际上是一个实验，如果实验失败，将产生致命的进化后果。如果你生活在热带稀树草原，那么物体恒存性是一个需要掌握的重要概念。例如，剑齿虎这类猛兽仍然存在，即使它们突然蹲伏在草丛里，让我们看不到它们。没有掌握这方面知识的人通常会成为这些食肉动物的美餐。

---

① 也叫做Peekaboo，是类似捉迷藏的一种游戏，不同的是游戏对象是小宝宝。大人用双手遮住自己的脸，让宝宝觉得大人怎么不见了，同时用语言吸引宝宝的注意。——译者注

你也试试

婴儿从 14 个月到 18 个月，这期间的变化是非常特别的。这段时间他们开始学习并且知道他人有不同于自己的欲望和喜好。他们一开始可不是这样认为的。一开始他们认为，因为他们喜欢某样东西，所以全世界的人都喜欢这个东西，这可能就是"学步儿主义"（Toddler's Creed）的起源吧，我更愿意称其为"儿童视角下的管理七法则"：

> 如果我想要它，它是我的。
>
> 如果我把它给了你，但后来我又改变了主意，它是我的。
>
> 如果我能把它从你那里拿走，它是我的。
>
> 如果我们一起用小零件搭建某些东西，所有的零件和成品都是我的。
>
> 如果它看起来和我的东西长得一样，它是我的。
>
> 如果它是我的，不管怎样，它永远不能属于别人。
>
> 如果它是你的，它也是我的。

18 个月大的时候，婴儿渐渐明白，这样的观点未必准确。他们开始学习那条无数新婚夫妇都应该再学习的谚语："是你的跑不掉，不是你的莫强求。"

对这样的一些新信息，婴儿如何处理呢？一如往常，他们使用测试的方式。在两岁以前，婴儿做了很多事情，家长宁愿他们不要这样做。但在两岁后，小孩子做某些事情，是因为他们的父母不让他们这么做。温顺的小宝贝好像变成了叛逆的小暴君。许多家长认为这个阶段的孩子就是有意挑衅父母。（这个观点当然让我想起乔西不幸被蜜蜂蜇的经历。）不过，父母的这个观点是错误的。这一阶段仅仅是婴儿从出生时就已经开始的高级研究计划的自然延伸。

当你还是个小孩子的时候，你逾越了个人喜好的界限，然后保持距离以观察别人对你的逾越行为作出什么反应。然后你再次重复实验，一遍又一遍把他人逼迫到无法容忍的地步，借此看看自己的实验结果是否稳定，这个过程就像你在与他们玩躲猫猫游戏一样。慢慢地，你开始对每个人的欲望和喜好有了全面的了解，并且认识到他们的喜好与你的有何不同。然后，只是为了确认这种界限仍然存在于适当的位置，会偶尔重复一下整个实验。

　　婴儿可能对他们的世界没有全部的了解，但他们知道该如何获取这些知识。这使我想起了古老的中国谚语"授人以鱼，不如授人以渔"。

东施效颦

　　为什么婴儿会对你伸舌头？在过去几年中，学者已经开始了某些行为的神经路线图的绘制工作，至少是针对一些"简单"思维行为，如模仿行为的绘制。意大利帕尔马大学的三位研究者研究恒河猴，在猴子伸手抓取实验室里不同物件的时候，学者评估它脑部的神经活动。当猴子拿起葡萄干的时候，研究人员记录了它脑神经的放电模式。有一天，研究小组的一名成员利奥纳多·福加希（Leonardo Fogassi）走进了实验室，随手从碗中捡起一颗葡萄干。突然，猴子的大脑被兴奋地激活。仪器记录的内容与先前记录的具体模式相同，就像猴子自己捡起那颗葡萄干一样。但此时猴子并没有拿起葡萄干，它只是看到福加希拿起了葡萄干。

　　惊讶的研究人员马上多次重复这个实验，并且拓展了实验的研究发现，然后他们发表了一系列具有里程碑意义的论文,说明"镜像神经元"的存在。"镜像神经元"就是那些对其周围环境做出积极反应的细胞。学者发现，能够引起镜像神经元反应的线索非常微妙。当猴子听到某人在做某件它经历过的事，比方说，撕一张纸发出声音时，镜像神经元也会被触发，犹如这只猴子自己在撕一张纸、正在经历这些刺激一样。不久之后，研究人员就在人类大脑中发现了镜像神经元。这些神经元在大脑上分布很广，一部分与行为识别有关，即典型的模仿行为，如婴儿伸舌头，其他镜像神经元则反映各种运动行为。

　　现在我们也已经知道，大脑的哪些区域让我们具备了从一系列不断自我修正的想法中获得学习的能力。我们利用大脑的右前额叶皮层预测错误，并且回顾评价输入以检测这些错误。当感知到不利的环境要求人类行为做出改变时，位于前额叶皮层南侧的前扣带皮层立刻向我们发出信号。在儿童的带领下，我们发现了大脑越来越多的秘密。

一生之旅

人类仍然对知识充满渴求，我在华盛顿大学做博士后研究的时候认清了这一个事实。1992 年，埃德蒙·费希尔（Edmond Fischer）与埃德温·克雷布斯（Edwin Krebs）分享了诺贝尔生理学或医学奖。非常荣幸，我对他们的工作有些了解，并很幸运地去过他们的办公室。他们的办公室与我的办公室都在一条走廊上。我来到华盛顿大学的时候，他们都已经 70 多岁了。初次与他们相遇，涌现在我脑中的第一个想法是，他们竟然还没有退休，不仅是身体上，而且是精神上的。在过了退休年龄多年以后，他们都还各自拥有着强大的、富有成效的实验室，并如火如荼地开展研究工作。每天我都会看到他们在大厅散步，旁若无人地聊着一些新发现，交换彼此的研究期刊，倾听对方的想法。有时，会有人向他们咨询问题，他们也会反过来询问一些实验结果。他们像艺术家一样具有创造性，像所罗门一样聪明，像儿童那样活泼。虽然年龄增长了，但他们什么也没有失去。他们的智慧引擎仍然高速运转，他们的好奇心仍然极度旺盛。这是因为我们的学习能力没有随着年龄的增长而改变，我们一直都是终生的学习者。

也许存在着的强大的进化压力迫使我们将这些策略保持了下来。在塞伦盖蒂不稳定的环境中生存，解决问题的能力是人类最有力的武器。当我们从树上跳到地上生活，我们心里想的不是："噢，上帝啊！给我一本书吧，给我上一课吧，请赐给我一些导师吧，这样我就能用 10 年的时间学会如何在这个地方生存了。"我们没有依靠将自己暴露在有组织的、先行计划好的一系列信息包中以求得生存，我们的生存取决于本身混乱的、反应性的信息收集体验。

这就是为什么说，我们的一个最好的属性是通过一系列不断的自我修正的想法获得学习的能力。"昨天我被一条红颜色、身体长有白条纹的蛇咬了，我差点因此死掉。"这是我们迅速做出的观察。然后，我们再深入一步："假设，我再遇到同样的蛇，与昨天同样的经历就会再次发生！"这是我们探索了数百万年之久而形成的科学的学习风格。我们每个个体在这个星球上生存的时间只有短短的七八十年，还不大可能改变人类的这种学习能力。

研究表明，成人大脑的某些区域一直像儿童大脑某些区域那样保持着可塑性，因此，我们可以在大脑中增加新的连接，强化现有的连接，甚至产生新的神经元，这让我们大家都成为终生学习者。但对此，我们并不总是这么认为的。直到五六年前，人们对大脑的普遍概念还是：我们在出生的时候，就获得了所有的脑细胞，从成年到老年这一令人沮丧之旅中，脑细胞不断地被侵蚀掉。的确，随着年龄的增长，我们确实失去某些突触连接（有学者估计单单神经元损失一项，就接近每天 30 000 个）。但成人大脑中某些与学习有关的区域，还在继续产生着新的神经元。这些新的神经元表现出和新生儿神经元一样的可塑性。成人的大脑在其一生中都保持着改变其结构，并应对经验而运转的能力。

当我们变老的时候，我们还能继续探索世界吗？我几乎听到克雷布斯和费舍尔在说："嗯，没错。下一个问题。"当然，随着我们慢慢变老，我们并不总是能找到鼓励这种好奇心的环境。我很幸运地选择了一个可以让我保持好奇心的职业。不过在这之前，我更幸运，拥有了一位一直鼓励我好奇心的母亲。

从恐龙到无神论

我记得自己在 3 岁的时候，突然对恐龙产生极大的兴趣。我不知道的是，我的母亲一直在等待我这种兴趣的到来。那一天，房子开始向侏罗纪风格转变，然后是三叠纪，再然后是白垩纪，恐龙图片贴满了墙。家里的地板上、沙发上随处散落着各种书籍，我开始在其中寻找有关恐龙的图书看。妈妈甚至用"恐龙食物"命名一日三餐，而且我们会待在一起模仿恐龙的叫声，一玩就是几个小时，笑得要死。然后，还是突然间，我对恐龙失去了兴趣，因为学校里的一些朋友开始对飞船、火箭和银河感兴趣。出乎意料的是，对于我的这个兴趣母亲依然在等待着。就像我一时兴起的怪念头那样快，房子从大恐龙向宇宙大爆炸转变。爬虫的海报从墙上摘了下来，取而代之的是，行星的图片开始悬挂在墙上。我可以在浴室里找到小卫星的照片。妈妈甚至买了很多包薯片，收集里面的"太空币"，最后，我将它们都收藏了起来。

这种情况在我的童年一遍又一遍地发生。我前脚对希腊神话产生兴趣，她后脚就把房间改成了奥林匹斯山。我的兴趣一向几何学倾斜，房子就被妈妈变成了欧几里得风格，然后立体派风格。此后还有岩石、飞机等。到了我八九岁的时候，我已经自己动手改造房屋了。

在我 14 岁左右的时候，有一天，我向母亲宣布，我是一个无神论者。她是一名虔诚的宗教人士，我认为我的这项宣布肯定吓到她了。不过，那天听完我的宣布后，她好像说的是"那很好，亲爱的"之类的话，就好像我刚刚说的是我不再喜欢烤干酪辣味玉米片一样。第二天，她让我在厨房的桌旁坐好，她坐在我的旁边，膝盖上放着一个包裹，平静地说："我听说你现在是一个无神论者，这是真的吗？"我点头承认，她微微一笑，然后把包裹放在我的手中。"这里是一本书，作者的名字叫弗里德里希·尼采，书名是《偶像的黄昏》（ *Twilight of the Idols* ），"她说道，"如果你想成为一个无神论者，那就要努力成为最好的一个，祝你胃口好！"

我惊呆了。不过我清楚地认识到：好奇心本身才是最重要的，我所感兴趣的东西才是重要的，从此我好奇心的闸门就从来没有关闭过。

大多数发展心理学家相信，儿童求知的渴望是一个纯粹的驱力，它像钻石一样清澈、纯洁，而且像巧克力一样吸引人。我完全同意发展心理学家的这个观点，虽然目前在认知神经科学领域，学者对好奇心还没有一个完全一致的看法。我坚信，如果儿童能一直保持好奇心，他们将会继续利用其自然天性去发现、去探索，直到他们老到101岁。我的母亲似乎本能地知道这些。

对于小孩子来说，发现给他们带来喜悦。像令人上瘾的药物，探索让他们产生进行更多探索的需求，以感受更多的快乐。这是一个绝对的奖赏系统，如果能够很好地执行，孩子会将这种探索的渴求一直延续到学校。随着儿童渐渐长大，他们发现，学习不仅给他们带来快乐，而且给他们带来对世界的掌控。具体科目的专门技术培养了他们的信心，让他们勇于冒险。如果不出什么意外，这些孩子最终有可能在科学领域闯出一番天地来。

不过，这种积极向上的进程也有可能被打破，使这个过程和儿童自己变得麻木。例如，从一年级开始，孩子们就知道教育意味着得高分。他们开始明白，他们获取知识，不是因为知识很有趣，而是因为它可以让他们得到某些东西。知识的魅力与"为了取得高分，我应该知道些什么"相比，变成了次要的。但是我还是相信，好奇的本能是如此强大，总会有些人能够克服社会不良信息，理智地一步一步探索下去，不管怎样他们都会蓬勃发展。

我的祖父就是这样的一个人。他生于1892年，活了101岁，会讲8种语言，一生中有几次穷困潦倒的时光。在100岁之前，他一直自己一个人住（自己修理草坪），非常乐观。在他的百岁生日宴会上，他将我叫到一边。"你知道，小华尼托，"他清了清喉咙说道，"从莱特兄弟的第一架飞机到尼尔·阿姆斯特朗（Neil Armstrong）登月，之间相隔66年。"他摇摇头惊叹道："我生在马拉车的岁月，却死在航天飞机飞天的时代。事情真奇妙啊！"他的目光闪烁，"我的生活真美好！"

一年后，他去世了。

当我思考与人类探索有关的问题时，我总会想起他，我总会想到我的母亲和被她奇迹般改造的房间。我会想到小儿子用他舌头做的实验，还有我大儿子竭力想了解蜜蜂而冒险被蜂蜇的那种不可遏止的渴望。我想我们必须做些什么，可以在工作场所，特别是在学校，鼓励人们一生的好奇心。

一些想法

谷歌公司非常重视探索的力量。该公司的员工可以利用 20% 的工作时间自由行动，跟随着心的指引想去哪里就去哪里。这么做的好处在公司的利润上有所体现：公司 50% 的新产品，包括 G 邮箱、谷歌新闻，都来自于这 "20% 的工作时间"。我们如何在教室里实施这种自由？有些人曾试图通过 "基于问题式的" 或 "基于发现式的" 学习模式利用我们的自然探索倾向。这些模式既有强烈的支持者也有坚决的反对者。不过多数人都认为，争论双方都遗漏了能够显示这些学习模式长期影响的讲究实际的实证结果。我想进一步说明的是，真正遗漏的是一个实际的实验室，在那里，脑科学家和教育科学家可以开展经常性、长期的调查研究。我想描述一个可以开展这项研究的地方。

分析医学院的成功原因

在 20 世纪初，约翰·杜威（John Dewey）[①]在芝加哥大学创建了一所实验学校，创立该所学校的部分原因是，他认为学识应该在现实世界环境中被加以检验。虽然这类学校在 20 世纪 60 年代中期并不受社会以及家长们的欢迎，也许反对者也有很充足的理由，不过在现代，一个 21 世纪版本的杜威实验学校有潜力成为最成功的教育模式，这个 21 世纪版的实验学校就是医学院。正如杜威的同事威廉·佩恩（William Payne）所说的那样："心理学与教育的关系，实际上就像解剖学与医学的关系一样。"的确如此，不过，我想用 "脑科学" 代替 "心理学"。

最好的医学院模式由三个部分组成：一所教学医院，既从事医疗工作又从事教学的教员以及众多的科研实验室。医学院教育模式是训练人最成功的

---

① 美国著名哲学家、教育家，实用主义哲学的创始人之一，功能心理学的先驱，美国进步主义教育运动的代表。——译者注

方式，也是将复杂的信息从一个大脑移植到另一个大脑的最有效的方式。我就经常目睹聪明的非理科专业的学生被医学院录取后，经过四年的训练，变成才华横溢的医生和了不起的科学家。

为什么医学院可以在给人带来健康的同时还能给学生带来良好的训练呢？我深信，这与医学院的结构有很大关系。

（1）与现实世界保持不断的接触

通过传统的书本学习和教学医院的结合，医学院的学生对自己所学的知识有了直观的理解。大多数医学生，在每天的生活中都要在忙碌的医院和教室之间穿梭。他们会经常思考自己最初选择了医学院的理由。到了三年级，大多数学生待在课堂上的时间减少了一半。这段时间，他们要到教学医院或附属诊所那里边工作边学习，接下来的住院实习期就是更加现实世界的体验了。

（2）与现实世界同行业的人保持持续的接触

医学院的老师，是将每天积累的临床工作经验作为教学内容讲授给学生的一些人。最近几年，不光执业医师从事教学工作，从事具有强大临床意义的尖端项目研究的专业医学研究人员也参与其中。医学院的学生与同行们有了密切的接触。

（3）与实际的研究项目保持密切接触

这里有一个典型的例子：临床医师正在一个传统的课堂环境里讲课，他引入一个患者的病例来解释他要讲授的要点。这位教授对学生说："我们面前的这位患者，患有 X 病，现在表现出 A、B、C 和 D 这几种症状。"然后，他开始从生物学角度讲授 X 病。这时学生都在记笔记，一个聪明的医学专业学生举手提问："我看到了症状 B 和 C，那症状 E、F 和 G 是怎么回事？"教授看起来有点懊恼（或者是兴奋），回答道："我们对症状 E、F 和 G 还不了解。"这时候教室里静得连一根别针掉到地上的声音都听得见，我们仿佛听到了学生脑袋里那些不耐烦的小声耳语："好吧，让我们去找出问题的答案！"这是人类医学最伟大的研究思想的开场白。

这是真正的探索奇迹。通过将现实世界的需求与传统书本学习简单地并列，一个研究项目就诞生了。人类探索的趋势如此强大，你必须有意打断讨论，以防止某些观念的形成，不过大多数的研究项目并不打断这种讨论。因此，大多数美国医学院都拥有强大的研究机构，以满足不同想法的人的探索渴望。

这种教育模式使学生对医学领域有了丰富的了解。他们的老师不仅有日常从事医疗活动的专业医生，还有那些训练有素的关心医学未来发展的学者。这些科学家代表了我们国家最聪明的头脑。这个教育模型是我所见到的最自然地利用了人类探索本能的教育模式。

创建一所研究人类大脑的教育学院

我想象有这样一种教育学院，在这里教学计划都是有关大脑发育的。就像医学院一样，它也分为三个部分，有传统的教室。它是一所社区学校，配备有三种类型的教师：传统的教师、具有教小孩子执业资格的教师以及脑科学家。这最后一组教师在研究实验室里，为了一个目的努力工作：他们要探索人脑在教学环境下如何学习，然后在现实世界的课堂里积极测试实验室里得出的假设。

这里的学生将获得教育学理学士学位，这些未来的教育家被灌输了关于人类大脑如何获取信息的深层知识。学校的教学主题广泛，从大脑解剖结构到心理学，从分子生物学到最新的认知神经科学。不过这种授课式教学仅仅是一个开端。经过一年的学习，学生们将开始积极参与到中小学校的现场教学活动中去。

教育学院的培养计划中，一个学期可以用来安排学生了解青少年大脑的发育过程。学生的实习将包括在初中和高中协助教学。另一个学期可以用于对某些病理行为的了解，如患有注意力缺陷多动症，学生将在一个特殊教育班级协助教学。用一个学期专门来了解家庭生活对人类学习的影响，学生可以参加家长管理委员会的会议，通过出席家长教师联席会议做出观察。通过这种双向的互动，研究者的见解和实际从业人员的想法有机会在一个正在进行着的智力环境中结合碰撞。这种教育模型创建了一个有力的、以应用为指导的战略研究发展计划。实际从业者的地位得到提升，他们是研究者的积极合作伙伴，帮助塑造研究方向，而研究者帮助指导实际从业者的具体工作。

这种教育模式尊重了我们对探索的渴求心理，它培养出了掌握大脑如何发育知识的教师，而且它是从事现实世界研究的场所，研究急需解决的，诸如：如何恰当地将大脑定律应用到我们的现实生活中去等这类问题。这种模型也可以被应用到其他学科的教学中去，比如，教导如何经营小型企业的商业学校。实际上真的可以经营一个这样的小型企业，以此作为教学的一部分。

新奇感

如果你能穿越时空回到过去，到世界上第一所真正的西式大学，比如说，博洛尼亚大学（University of Bologna）①去看一下，参观完他们的生物实验室之后，你可能会哈哈大笑，我也会像你一样哈哈大笑。按照今天的标准，11世纪的生物科学就是一个笑话，它就像一个奇怪的混合体，其中有占星学的影响、宗教势力、死动物，还有化合物的刺鼻味道，其中一些化合物是有毒的。

但是，如果你沿着走廊慢慢地走，仔细观察两侧博洛尼亚的标准讲堂，虽然这里是一千年前，但你不会有置身博物馆的感觉，你会有家的感觉。讲堂里有一个讲台，那是教师讲课的地方，讲台周围围了一圈椅子，那里是学生吸收知识的地方，它看起来和我们今天的教室非常相像。我们是不是应该做些改变了？

---

① 创建于1087年，是世界上最古老的大学。——译者注

　　我的儿子们多半会十分赞同，他们和我的母亲很可能是我拥有的最伟大的教师了。

　　在我儿子诺亚 2 岁的时候，一天在我送他去学前班学习的路上，他突然发现马路的混凝土里镶嵌着一块有光泽的卵石。小家伙停下了前进的脚步，想了一会，觉得非常高兴，并笑出了声。接下来，他又发现离小石头几寸远的地方有棵植物，是一株野草，挣扎着勇敢地从沥青的裂缝中长了出来。他轻轻地碰了碰小草，又快乐地大声笑起来。诺亚还发现小草旁边有一群蚂蚁，排着队向前爬着，他弯下身子仔细观察它们，发现蚁群驮着一只死了的虫子，诺亚惊奇地拍起了小手。一路上他还发现了几处灰尘粒子，一颗生锈的螺丝钉，几个闪亮的油迹斑点。15 分钟过去了，我们仅仅走出了大约 20 步远。我试图让他跟上我，想让他像大多数有着时间表的成年人那样举止行事，但他根本不理会。我只好停下来，看着我的小老师。我很好奇，不知道我上次用了 15 分钟只走二十几步远是什么时候的事情了。

　　对于这个最伟大的大脑定律，我还不能证明或说明其特点，但我全身心地相信它。就像我儿子试图告诉我的那样，最重要的大脑定律就是好奇心的珍贵。

　　为了他和我们大家，我希望我们的教室和职场在设计之初能够考虑到人类大脑的特点。对于那些有违人类天性的环境，我们或许可以将其通通摧毁重建。如果我们能够重新开始，好奇心仍是我们拆毁和重建工程中最重要的员工。我希望在此说明的是，无论是拆毁还是重建这两个方案我都十分赞同。

　　我永远不会忘记那个时刻，这个小小教授让他的老爸明白了，作为一个学生真正意味着什么。我很感激也有一点尴尬，47 年了，我终于学会了应该如何走在马路上。

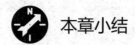

本章小结

定律 **12**
我们是天生的探险家

● 婴儿是指导我们如何学习的榜样，他们不是被动地对环境做出反应，相反他们通过积极的观察、假设、实验和总结，对周围世界进行探索。

● 大脑的特定部分帮助人类在探索世界过程中形成了某些科学的态度。大脑的右前额叶皮层检查我们假设中出现的错误（例如"剑齿虎不是对我们没有威胁的动物"），与它毗邻的区域告诉我们应该改变行为（快跑）。

● 因为"镜像神经元"的存在，我们可以识别和模仿某些行为，镜像神经元分布在大脑的各个地方。

● 成人大脑的一些区域像婴儿一样具有可塑性，所以我们可以产生新的神经元，让我们在一生中都能够学习新事物。

Brain Rules 译者后记

作为这本书的译者，翻译的过程非常愉快。通过这本书的翻译，让我学到了很多知识，尤其是脑科学方面的知识，在我和同事翻译的过程中，时常拿书中的观点指导自己的工作。我的合作者冯立岩博士是一名工科教师，在给学生上课过程中应用 PowerPoint 是他的要件之一，在翻译了本书的第 4、9、10 章之后，他为自己教学中所采用的方法找到了依据。对于我而言，我要尽量改掉边写材料边上网边听音乐的习惯了。

文字工作是一件十分辛苦的工作，这本书的翻译过程虽然很愉快，但也有想要倦怠的时候，是冯立岩博士的鼓励与支持让我坚持下来，最终体会到了书稿完成之后的快乐。感谢赵静波先生、韩桂云女士，他们对本书的第 7、12 章进行了翻译。在这里我还要感谢齐东海老师，是他带我走上了翻译这条路，让我看到了自己的另一面。是他的欣赏，让我有了信心。感谢齐老师在翻译过程中，不辞辛苦地认真审稿。感谢赵子铭同学，感谢他对全书的文字进行润色。

此外，本书存在的不足之处在所难免，敬请各位专家不吝指正。

未来，属于终身学习者

我这辈子遇到的聪明人（来自各行各业的聪明人）没有不每天阅读的——没有，一个都没有。巴菲特读书之多，我读书之多，可能会让你感到吃惊。孩子们都笑话我。他们觉得我是一本长了两条腿的书。

———查理·芒格

互联网改变了信息连接的方式；指数型技术在迅速颠覆着现有的商业世界；人工智能已经开始抢占人类的工作岗位……

未来，到底需要什么样的人才？

改变命运唯一的策略是你要变成终身学习者。未来世界将不再需要单一的技能型人才，而是需要具备完善的知识结构、极强逻辑思考力和高感知力的复合型人才。优秀的人往往通过阅读建立足够强大的抽象思维能力，获得异于众人的思考和整合能力。未来，将属于终身学习者！而阅读必定和终身学习形影不离。

很多人读书，追求的是干货，寻求的是立刻行之有效的解决方案。其实这是一种留在舒适区的阅读方法。在这个充满不确定性的年代，答案不会简单地出现在书里，因为生活根本就没有标准确切的答案，你也不能期望过去的经验能解决未来的问题。

而真正的阅读，应该在书中与智者同行思考，借他们的视角看到世界的多元性，提出比答案更重要的好问题，在不确定的时代中领先起跑。

湛庐阅读 App：与最聪明的人共同进化

有人常常把成本支出的焦点放在书价上，把读完一本书当作阅读的终结。其实不然。

时间是读者付出的最大阅读成本

怎么读是读者面临的最大阅读障碍

"读书破万卷"不仅仅在"万"，更重要的是在"破"！

现在，我们构建了全新的"湛庐阅读"App。它将成为你"破万卷"的新居所。在这里：

● 不用考虑读什么，你可以便捷找到纸书、电子书、有声书和各种声音产品；

● 你可以学会怎么读，你将发现集泛读、通读、精读于一体的阅读解决方案；

● 你会与作者、译者、专家、推荐人和阅读教练相遇，他们是优质思想的发源地；

● 你会与优秀的读者和终身学习者为伍，他们对阅读和学习有着持久的热情和源源不绝的内驱力。

下载湛庐阅读 App，
坚持亲自阅读，
有声书、电子书、阅读服务，
一站获得。

CHEERS

本书阅读资料包

给你便捷、高效、全面的阅读体验

本书参考资料

湛庐独家策划

☑ **参考文献**
为了环保、节约纸张, 部分图书的参考文献以电子版方式提供

☑ **主题书单**
编辑精心推荐的延伸阅读书单, 助你开启主题式阅读

☑ **图片资料**
提供部分图片的高清彩色原版大图, 方便保存和分享

相关阅读服务

终身学习者必备

☑ **电子书**
便捷、高效, 方便检索, 易于携带, 随时更新

☑ **有声书**
保护视力, 随时随地, 有温度、有情感地听本书

☑ **精读班**
2~4周, 最懂这本书的人带你读完、读懂、读透这本好书

☑ **课 程**
课程权威专家给你开书单, 带你快速浏览一个领域的知识概貌

☑ **讲 书**
30分钟, 大咖给你讲本书, 让你挑书不费劲

湛庐编辑为你独家呈现
助你更好获得书里和书外的思想和智慧, 请扫码查收!

(阅读资料包的内容因书而异, 最终以湛庐阅读App页面为准)

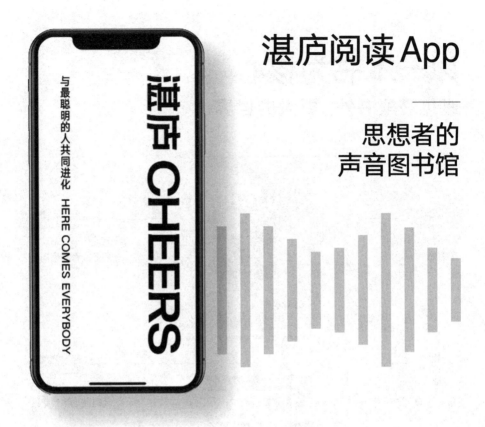

湛庐阅读 App

思想者的
声音图书馆

倡导亲自阅读

不逐高效，提倡大家亲自阅读，通过独立思考领悟一本书的妙趣，把思想变为己有。

阅读体验一站满足

不只是提供纸质书、电子书、有声书，更为读者打造了满足泛读、通读、精读需求的全方位阅读服务产品 —— 讲书、课程、精读班等。

以阅读之名汇聪明人之力

第一类是作者，他们是思想的发源地；第二类是译者、专家、推荐人和教练，他们是思想的代言人和诠释者；第三类是读者和学习者，他们对阅读和学习有着持久的热情和源源不绝的内驱力。

CHEERS

以一本书为核心
遇见书里书外，更大的世界

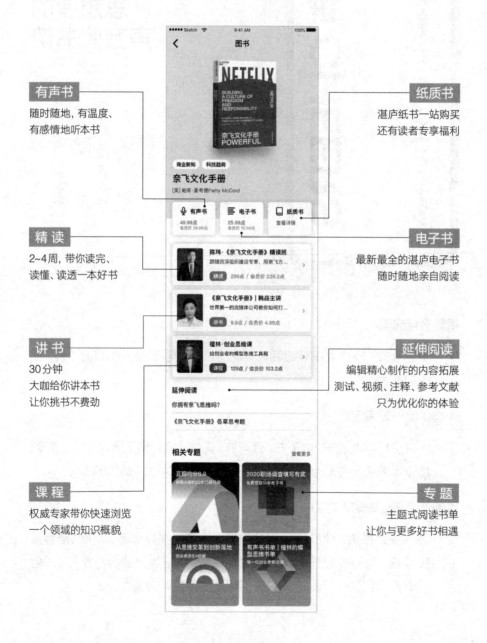

有声书

随时随地，有温度、有感情地听本书

精读

2~4周，带你读完、读懂、读透一本好书

讲书

30分钟
大咖给你讲本书
让你挑书不费劲

课程

权威专家带你快速浏览一个领域的知识概貌

纸质书

湛庐纸书一站购买
还有读者专享福利

电子书

最新最全的湛庐电子书
随时随地亲自阅读

延伸阅读

编辑精心制作的内容拓展
测试、视频、注释、参考文献
只为优化你的体验

专题

主题式阅读书单
让你与更多好书相遇

图书在版编目（CIP）数据

让大脑自由（经典版）/（美）梅迪纳著；杨光，冯立岩译 . —杭州：
浙江人民出版社，2015.5（2022.3重印）

ISBN 978-7-213-06664-1

Ⅰ.①让⋯　Ⅱ.①梅⋯　②杨⋯　③冯⋯　Ⅲ.①脑科学–普及读物
Ⅳ.①R338.2–49

中国版本图书馆 CIP 数据核字（2015）第 083227 号

上架指导：心理学 / 脑科学

浙 江 省 版 权 局
著作权合同登记章
图 字 :11-2015-62 号

让大脑自由（经典版）

作　　者：	［美］约翰·梅迪纳　著
译　　者：	杨　光　冯立岩　译
出版发行：	浙江人民出版社（杭州体育场路347号　邮编　310006）
	市场部电话：（0571）85061682　85176516
集团网址：	浙江出版联合集团　http://www.zjcb.com
责任编辑：	金　纪
责任校对：	朱　妍　陈　春
印　　刷：	泰安易捷数字印刷有限公司
开　　本：	720mm × 965mm　1/16
印　　张：	17.5
字　　数：	21.1 万
插　　页：	1
版　　次：	2015 年 5 月第 1 版
印　　次：	2022 年 3 月第 11 次印刷
书　　号：	ISBN 978-7-213-06664-1
定　　价：	46.90 元